La Dieta
DEL AMOR^{MR}

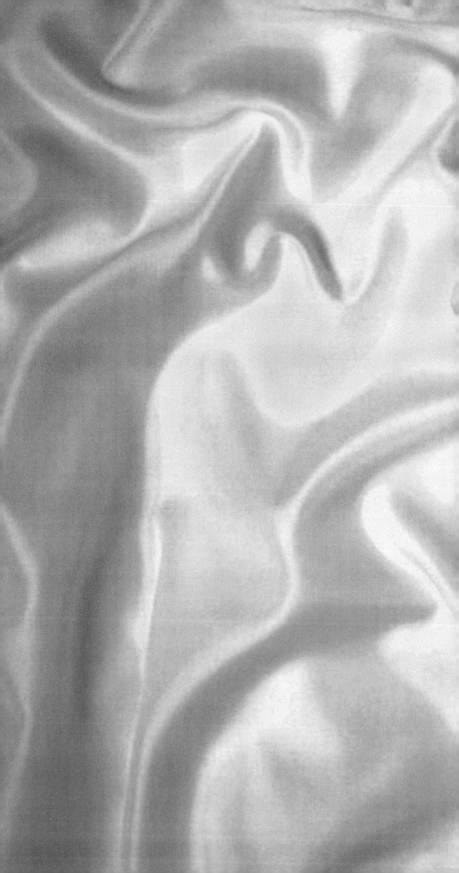

La Dieta DEL AMOR^{MR}

RECETAS PARA EL AMOR IRRESISTIBLE Y SENSUAL

MABEL IAM

rayo

Una rama de HarperCollins*Publishers*

Los libros de HarperCollins pueden ser adquiridos para uso educacional, comercial o promocional. Para recibir más información, diríjase a: Special Markets Department, HarperCollins Publishers, 10 East 53rd Street, New York, NY 10022.

Diseño del libro por Kris Tobiassen

PRIMERA EDICIÓN, 2006

Impreso en papel sin ácido

Library of Congress ha catalogado la edición en inglés.

ISBN-10: 0-06-083111-1

ISBN-13: 978-0-06-083111-0

06 07 08 09 10 DIX/RRD 10 9 8 7 6 5 4 3 2 1

Celebro este libro con . . .

El amor de mi vida, mi esposo Greg.
Mi esposo, es más que mi alma gemela.
Greg es la parte más bella de todo mi ser.
Con él practico y me alimento cada día del amor,
    de la sabiduría y el poder que nos brinda la vida.
Sin Greg, nada de lo que aquí hay escrito tendría valor.
Serían meras teorías como tantos otros libros.
Greg y yo cocinamos cada día y nos alimentamos de la dieta
    del amor.
Sólo cuando me encuentro reflejada en sus dulces, bellos y
    profundos ojos azules, en ese momento, sé que existo.
Gracias, Greg por enseñarme a amar.

Índice

Dedico y agradezco este libro...

A mi maestro del alma Meishu Sama, que me inspira con su luz desde el mundo espiritual.

A mis ancestros, mis padres y mis abuelos, que me dieron la orientación correcta de cómo es el verdadero amor en todas sus formas.

A mi hermano Rafael.

A mis sobrinos: Ezequiel mi dulce, sabio, amado amigo y ahijado. Manuela con su belleza, reflexión e inteligencia me llena de orgullo. Caterina es como un sol que alumbra mis dudas y mis tristezas.

A Greg Junior que es el hijo que no tuve.

A Johanna Castillo, una amiga, que me acompañó durante el proceso de este libro y que con entusiasmo y alegría apoyó la posibilidad de este proyecto.

A Andrea Montejo, mi dulce editora de la dieta del amor, especialmente, porque valoro y agradezco su ternura y humildad.

Bendigo a cada ser humano que elija hoy abrir su corazón para alimentarse con la única nutrición verdadera: la dieta del amor.

Introducción

La Dieta del Amor es un plan perfecto diseñado para brin-
darle nutrición al cuerpo, la mente, el corazón y el espíritu.
Contiene todas las cualidades de un régimen excelente
que está estructurado con las mejores vitaminas, proteínas,
minerales, aminoácidos, que calorías, azúcares, etc., que exis-
ten y se encuentran en abundancia en los frutos del amor y del
erotismo.

¿QUÉ ES LA DIETA DEL AMOR?

Una dieta es un sistema ordenado de alimentación diaria consti-
tuido por alimentos que poseen todos los nutrientes necesarios para
darle el combustible y la energía que necesita el organismo para
funcionar a diario y vivir una vida en perfecta armonía con nosotros mismos y con el universo que nos rodea.

Si reflexionamos seriamente: ¿cuál es el verdadero alimento del
que es imposible prescindir y que es mucho más que un simple

nutriente porque alimenta el alma? Si le planteáramos la pregunta a todos los seres humanos del planeta Tierra sin distinción de raza, edad, sexo, religión, costumbres, sociales y culturales, sin duda responderían que el único e imprescindible alimento en la vida es el AMOR. La comida alimenta a nuestro cuerpo, y el amor nos alimenta el alma. Desde antes de nacer hasta el último suspiro, necesitamos tanto de la comida como del amor para poder sobrevivir.

Sin embargo, existen magníficas y fundamentales diferencias entre el amor y la comida, como por ejemplo: el amor no engorda, no intoxica, se puede consumir a cualquier hora, no tiene medidas, no tiene distancias, no produce efectos secundarios y no provoca alergias. El amor trasciende la muerte, nos lleva más allá de nuestra vida terrenal, y por lo tanto es perfecto.

Aunque todos, en algún momento de nuestra vida, confundimos, arruinamos, gastamos, destruimos y enfermamos lo que llamamos "amor" sin darnos cuenta que la mente es la que muchas veces nos hace malas jugadas y conspira en contra de nosotros mismos. La mente es la que nos hace querer comer más, la que decide o cree lo que es mejor o más saludable y hasta dónde es suficiente. En el caso del amor, la mente es la que juzga a la pareja, la que hace que una persona nunca esté satisfecha con la atención o el cariño que recibe.

Por eso mismo, la dieta del amor fue creada para atravesar los límites que la mente nos impone, logrando que el amor se convierta en el mejor manjar y que el sexo florezca de forma natural y plena. Enseñándonos a escuchar atentamente a la persona que amamos, y a estar siempre atento a sus necesidades y a las nuestras. La dieta del amor ofrece un plan detallado para reencontrarnos con nosotros mismos y con la persona que amamos.

EL PLAN DE LA DIETA

Todo el universo está creado, diseñado y planeado por un principio único: El AMOR.

Por ello, el plan de la dieta del amor es totalmente diferente a cualquier otra dieta que ya conoces porque con la dieta del amor, no tienes que perder peso, contar calorías, ni sufrir exigencias de ninguna clase. Es una dieta que se sigue para ser disfrutada y saboreada, sin contraindicación alguna. Sus aplicaciones son para toda persona que desee amar y ser amada, que busca lograr mayor encanto, magnetismo, atractivo y sensualidad, y que quiere cultivar excelentes relaciones personales tanto en el amor como en el erotismo.

Así, como otras dietas o plan es de ejercicios, la dieta del amor propone que todos los días tenemos que comenzar de nuevo para mantener en forma, en este caso, el cuerpo, el alma y la mente. Al igual que en lo relevante al cuerpo, en nuestras relaciones, también tenemos que ejercitarnos diariamente para practicar el arte de la seducción y del placer. Cada día, con la dieta del amor descubrirás secretos y técnicas que te serán de gran utilidad para mejorar tu vida, tus relaciones afectivas y para profundizar la naturaleza de tus vínculos eróticos.

La Dieta del Amor está planeada respetando el amor en su concepto total y brindando a las relaciones amorosas todas las posibilidades y recursos para aprender a conocernos mejor a nosotros mismos y a seguir evolucionando como seres humanos cada día.

La Dieta del Amor está basada en experiencias que he dado a conocer de diferentes maneras, en revistas, artículos, diarios, libros, conferencias, cursos y exposiciones en programas de TV y radio. En cada sección y parte de este libro encontrarás información, experiencias, técnicas, ejercicios, recetas, meditaciones, reflexiones, basadas en diversas investigaciones y en años de experiencia personal y profesional. También me he inspirado en las preguntas que me envían mis lectores diariamente a mi website, que me permiten explorar a fondo los misterios del amor en todas sus formas y dimensiones.

La Dieta del Amor encierra los secretos concretos para conectarte con tu pareja, descubriendo y explorando sus más profundos deseos, al igual que sus necesidades afectivas y eróticas. Además, contiene enseñanzas de amor, ternura, reflexión y humor para salir de la rutina y combatir la monotonía en las relaciones.

Para su mejor digestión, absorción y comprensión *La Dieta del Amor* está dividida en cuatro pasos, a su vez cada uno, está subdividido en partes claras y precisas.

Los pasos están organizados para comprender la dieta del amor desde todos sus elementos, que puedes combinar para el mejor funcionamiento interno del alma y el cuerpo.

- ♥ **El Primer Paso** está diseñado para que descubras y conozcas todos los ingredientes necesarios para llegar al amor en abundancia y plenitud. Podrás aprender, planear tu dieta y consumir con naturalidad cada sabor: dulce, picante y suave, degustando satisfactoriamente el material aquí presentado. Todos los componentes del amor, los gestos tiernos, las miradas, las sonrisas, las diferentes formas de seducir, de abrazar, besar, etc., están incluidos claramente en esta sección del libro.

- ♥ **El Segundo Paso** es una extensa guía llena de consejos ejercicios y recetas, planeados y programados con un profundo conocimiento de diferente técnicas y con la creatividad necesaria para poder mantener el amor deseado toda la vida. Porque una pareja que practica esta dieta, el amor y el sexo, no conocerán los límites de la edad.

- ♥ **El Tercer Paso** está diseñado para tratar temas especiales y algunas situaciones particulares que todos podemos llegar a experimentar. En esta parte, encontrarás pautas para recomenzar y conquistar un nuevo amor luego de una ruptura o de un momento difícil. También consejos y recetas para llegar a comprender los sentimientos mas profundos que habitan en cada ser humano. Cuando resolvemos los conflictos, las angustias, los celos, etc., podemos continuar cada día, y crecer como seres humanos. Especialmente, tomando conciencia con los ejercicios que propone la dieta del amor.

♥ **El Cuarto Paso** del libro es acerca del poder de la autoestima, el tema central de las relaciones, porque la autoestima es el verdadero conducto que nos transporta con facilidad y fluidez por el camino del amor.

Estoy segura que una vez que comiences a leer este libro, se convertirá en un compañero inseparable y en una guía tierna para cada día...

A mis amigos lectores, mis bendiciones y felicitaciones por comenzar una nueva dieta que les abrirá todas las puertas de los corazones a su paso. Practicando cada dieta aquí presentada irradiarán belleza y seducción. Fascinarán a cada persona que conozcan brillando con luz propia como el sol. Lo más importante, se sentirán tan livianos que las alas de la libertad y la felicidad se reflejarán en todas las áreas de sus vidas.

RECETA MAGISTRAL:
LA DIETA/DEL AMOR PARA CADA DÍA

Esta receta es para dos personas que desean amarse para siempre.

Puedes tomarla a solas si no tienes con quien compartirla.

A medida que realices esta dieta, el amor llegará sin duda a tu corazón.

Copa del Amor Eterno
DOS PORCIONES

INGREDIENTES

Amor como base de la receta

Pizcas a gusto de sexualidad

Ternura con cariño hasta que la mezcla se forme

Miradas tiernas sin límite

Abrazos cálidos a gusto

Caricias sin medida

Crema de sabiduría a gusto

Gel de dulzura para dos

Besos frescos y renovados

Un toque de buenos amigos y familia

Aromas de intimidad

1 taza de paciencia

1 copa de perdón

4 tazas de comprensión y compasión

Dos galones de generosidad

1 taza de humildad

2 cucharas de apertura y de ponerse en el lugar
    del otro

4 cucharadas de humor

Semillas de comunicación a gusto

4 cucharas de polvo mágico para aprender a valorar y disfrutar de
    lo que tienen

5 cucharadas de confianza mezcladas con creer en el otro

3 galones de compromiso para evolucionar y crecer juntos

PREPARACIÓN

Mezclar todo con confianza y dejar reposar, sin jamás dejar enfriar la mezcla. Se sirve en dos copas grandes para brindar y celebrar todos los días de la vida.

La Dieta
DEL AMOR^{MR}

Conocer los Elementos de La Dieta del Amor

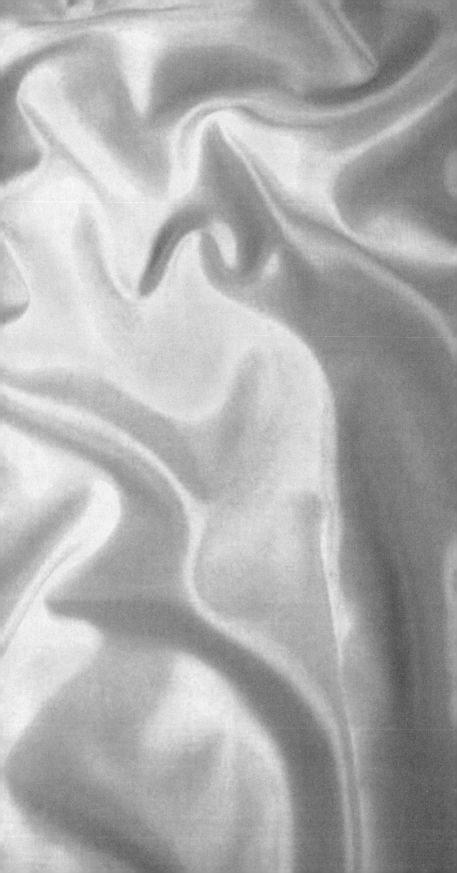

Uno

LA DIETA DE LA SEDUCCIÓN Y EL MAGNETISMO

Tu cuerpo me envuelve, tus palabras me fascinan como un hechizo de amor. Soy tan vulnerable a tu mirada que cuando más me alejo de ti, más fuerte es el magnetismo que ejerce tu presencia dentro de mi ser.

LOS INGREDIENTES ESENCIALES DE LA SEDUCCIÓN

La seducción es el eje central del éxito en el amor, los negocios, la amistad y la vida en general. En la ciencia de la conquista, todos los individuos requieren la misma disciplina, formas de pensar y esfuerzo, independientemente de su apariencia física. Como todo arte, la seducción también requiere entrenamiento, conocimiento interno y externo de la psicología humana.

Hay todo tipo de estilos de seducción que dependen sin duda de la personalidad de cada cual, pero hay dos ingredientes esenciales que nadie puede negar a la hora de seducir y cautivar a otra persona y estos son:

La Sonrisa

La sonrisa tiene un poder inigualable para conquistar a alguien. La más apropiada es aquella que denota sinceridad, pues una sonrisa falsa es muy fácil de descubrir y siempre causa desconfianza.

La sonrisa, igual que la mirada, puede decir muchas cosas. Ésta no sólo expresa alegría, sino que también puede indicar ansiedad, inseguridad e incluso hostilidad enmascarada. Una sonrisa débil y vacilante que no muestra los dientes y va acompañada de una mirada huidiza o temerosa indica timidez e inseguridad. Una sonrisa reprimida puede dar una imagen muy confusa a los demás, sobre todo cuando la otra persona no sabe de qué nos estamos riendo y la interpreta como una burla.

La Mirada

Es la manera más evidente, pero también la más íntima para conocer y seducir a una persona. Saber mirar de forma seductora es sutil, elegante y puede expresar más que mil palabras. Cuando se mantiene la mirada durante unos tres segundos se genera confianza, interés y curiosidad en el otro.

La mirada clara y sincera, abierta y directa, atrae, fascina y somete hasta a aquella persona que tiende a resistirse a tus encantos. Asegúrate de que tu mirada emane siempre dulzura, calma, nobleza y bondad para así que siempre irradies confianza, tranquilidad y ternura.

El tiempo durante el cual una persona mantiene su mirada,

puede darnos también algunas pistas acerca de su personalidad. Las personas inseguras tienden a mantenerla por poco tiempo. Cuando se habla de temas personales, la mayoría de las personas disminuye el contacto visual, pero si alguien nos elogia, sucede justo lo contrario: mantenemos inconscientemente la mirada hasta ver hasta qué punto esa persona es sincera.

La forma en que miramos es tan importante como el contacto físico y por eso es tan importante que aprendamos a mirar con calidez, misterio y provocación. Si se combina con una sonrisa encantadora, el atractivo es inmediato.

Diez Miradas Que No Se Olvidan

En el arte de seducir, el comportamiento visual juega un papel preponderante. Por ejemplo, en una fiesta o en una habitación llena de gente, antes de intercambiar una sola palabra, dos personas pueden iniciar una relación con solo mirarse. Entre dos miradas puede comenzar un romance, un contacto íntimo, una relación amistosa, puede haber preguntas, intentos de conquista o rechazos. Cuando dos personas que se miran comienzan a comunicarse en este lenguaje especial, lo más insospechado puede suceder.

He aquí las diferentes miradas que, según cada personalidad, pueden utilizarse como arma de seducción, recetas que no fallan a la hora de cautivar.

- ♥ **Mirada que acaricia**: Observa todo el cuerpo de quien deseas seducir, desde la punta de los dedos de los pies hasta la cabeza, como si lo estuvieras acariciando con un guante de terciopelo rojo.

- ♥ **Mirada misteriosa:** Genera una sensación de misterio con tus ojos. Colócate lentes de sol, no importa dónde te encuentres. Mantén los lentes colocados en tu cara, y sólo quítate los mismos para mirar intensamente a esa persona que te gusta. Nunca mires por encima de los lentes, bájalos a la altura de tu cuello. Colócate los lentes de nuevo, y repite la operación hasta conquistar definitivamente al otro.

♥ **Mirada distraída:** (especial para tímidos). Contempla a la persona de tu agrado, y baja la vista. Luego, deja que el otro te descubra con los ojos puestos en su rostro. Mientras el otro te observa, antes de bajar nuevamente la cabeza, deja por sentado que un segundo antes ya lo estabas mirando en forma directa.

♥ **Mirada matadora:** (especial para los más seguros de sí mismos). Observa a la persona de tu agrado directamente a los ojos, sin tapujos. Mientras la miras acércate a conquistar a tu presa, y pon en acción tu poder de seducción con las palabras y todo tu cuerpo, sin tantas contemplaciones.

♥ **Mirada fresca:** (especial para los adolescentes o principiantes en la dieta del amor). Utiliza tus párpados en forma de abanico, evocando a las mujeres seductoras de antaño. Mira a la persona que deseas conquistar, parpadea un poco, luego mírala otra vez más insinuante, y baja la vista. Parpadea otra vez como aligerando y desenfocando la mirada, dándote un aire muy fresco y sensual.

♥ **Mirada fascinante:** Debo admitir que esta mirada es mi preferida. Cuando estudiaba teatro, cosa que hice por más de quince años, decidí hacer un personaje que tuviese la mirada de un león. Fui al zoológico, tratando desde afuera de la jaula, por supuesto, de observar al león, para comprender la verdadera razón de su poder. Descubrí que el león cuando observa a las personas, las devora con su mirada. Este felino posee una mirada totalmente transparente, como un gato manso, pero con una fuerza interna extraordinaria. Además, mira directamente con los ojos bien abiertos y sin pestañear. Luego de unos segundos, posa sus ojos sobre la persona, y uno se siente tentado de acercarse a él, fascinado por sus ojos castaños claros. Traté de incorporar esta mirada tan peculiar al personaje. Luego de mi actuación, el profesor de teatro me dijo algo muy bonito, "Mabel, tú comprendiste algo más que lo puramente físico en la mirada del león al reproducir su gesto, y lo vas incorporar en tu vida". Puede ser que mi ex profesor tenga razón. Creo que es fascinante, en cualquier situación de la vida, tener una meta clara e ir tras ella.

♥ **Mirada brillante:** (para personas, que se encuentren muy descansadas y que desean una relación amorosa única). Esta mirada ocurre cuando la sonrisa y la mirada están en armonía singular, como si las estrellas del firmamento hubieran descendido y se hubieran posado en los ojos de esta persona. Para practicar esta forma de contemplación, aconsejo meditar y visualizar algo muy bello, aquello que amas de tu vida, algo que para ti represente paz, amor y luz, para que estas cualidades se reflejen en tus ojos de tal manera que los otros se maravillen al verte.

♥ **Mirada penetrante:** Imagina que le haces el amor a la otra persona con los ojos. Esta mirada le encanta a las mujeres más atrevidas y a los hombres más sensuales. Sostén la mirada tanto hasta que la otra persona sienta que le estas tocando el alma y algo más.

♥ **Mirada sonriente:** la persona que practica esta mirada posee la magia seductora de la sonrisa porque se ríe con los ojos. Es como si la dicha lo hubiera tocado con una varita mágica y pudiera escuchar el canto de los ángeles que lo hacen sonreír hasta con sus pupilas. Esta mirada es una de las más inolvidables.

♥ **Mirada amorosa:** Con esta mirada, se contempla la vida con amor. Es importante saber que para practicar esta mirada uno debe estar enamorado del amor, y contemplar la vida a través de los ojos de la belleza, la armonía y la perfección. Esta mirada no se puede fingir porque refleja el alma.

Modelos de Seducción

Más allá de saber utilizar correctamente la mirada y la sonrisa para seducir a una persona, hay otras técnicas diversas para conquistar y ser conquistado. Se puede seducir a una persona siendo amistoso, agradable o también siendo violento, frío o indiferente. En esta sección encontrarás algunos modelos de seducción con los que puedes atrapar o ser atrapado por otra persona.

♥ **Seducción argumental:** En la seducción argumental, la persona que está siendo seducida se identifica con las ideas, las opiniones o los comentarios del seductor, logrando así una conexión en el plano intelectual y mental.

♥ **Seducción afectiva:** La seducción afectiva se caracteriza por centrarse en el plano emocional de la relación. Se sirve de todos los detalles que hacen mas dulce la vida diaria hasta despertar sentimientos de ternura en el otro: desde un regalo adecuado, sencillo o sorpresivo, una llamada o un email con palabras cariñosas, un beso dado en el momento adecuado, abrazos que expresan pasión o amor, masajitos que no se esperaban cuando el otro se siente cansado. En la seducción afectiva, participa todo el cuerpo como objeto del deseo.

♥ **Seducción subliminal:** La seducción subliminal es totalmente diferente de todas las otras formas porque requiere de un entrenamiento y un convencimiento interno de la persona a seducir. Aunque es el tipo de seducción más difícil de manejar, es quizás la más apremiante. Más adelante encontrarás los pasos a seguir para seducir subliminalmente.

LA IMPORTANCIA DEL PRIMER IMPACTO

Cuando deseamos impresionar a alguien es importante recordar que "la primera impresión es la que cuenta." Por lo general, la primera impresión se forma a los quince minutos de haber conocido a una persona. En ese corto periodo de tiempo decidimos si nos agrada o no la persona que tenemos enfrente y si queremos mantener algún tipo de relación con ella. Esta primera impresión tiende a mantenerse a lo largo del tiempo y suele resultar difícil cambiarla, debido a que implica partir otra vez de cero y para ello, es necesario reevaluar toda la información que tenemos de esa persona, admitir que nos hemos equivocado y llegar a nuevas conclusiones que nos obligarían a cambiar nuestro comportamiento y pensamiento acerca del otro. Es un proceso largo y algunas veces difícil, por tanto, es importante siempre proyectar lo mejor de nosotros mismos desde el primer instante, y permanecer siempre abiertos a lo que ofrecen los demás.

Los seres humanos tenemos múltiples facetas para mostrar y podemos expresar tantas impresiones personales como deseamos con distintas características. Es fundamental tener siempre en mente cómo nos comportamos, y cuál es la característica o cualidad que más valoramos de nosotros mismos y deseamos reflejar desde el primer momento de un encuentro.

Durante ese primer contacto todo lo que se dice y se hace con palabras y gestos es valorado, analizado e interpretado por el otro. Nunca subestimes al otro y en especial a las personas calladas e introvertidas, ellas son las más sensibles a todos tus movimientos. Sin embargo, independientemente de si la persona que tienes enfrente es introvertida o extrovertida, en una primera vez lo más importante es:

- ♥ Vestirse y comportarse de una manera en la que uno se sienta cómodo y confortable para resultar atractivo a la otra persona.

- ♥ Hacer uso correcto del lenguaje corporal.

- ♥ Prestar atención a aquello que se dice y estar atento a nuestro comportamiento.

- ♥ Ser un buen oyente.

- ♥ Mirar al otro con atención y en forma sugestiva.

- ♥ No perder ninguna oportunidad para hacerle comprender al otro que estamos a gusto. El hombre, por ejemplo, puede levantarse y acomodar la silla, cuando la mujer vuelva a la mesa, en caso de que ella se haya retirado, por algún motivo.

No es necesario ser bella o buen mozo para ser encantador. La belleza se irradia en mil maneras y se expresa naturalmente porque es un estado interior. Por eso, es tan importante que nos sintamos siempre cómodos y en armonía con nosotros mismos para proyectarles esa misma imagen a los demás.

Los demás se forman una opinión de nosotros según la forma en la que nos juzgamos a nosotros mismos. Si estamos convencidos de que somos personas estupendas y encantadoras hay más probabilidades de que los demás estén de acuerdo con nosotros. Si por el contrario piensas: "no soy atractivo, no le gusto a nadie" es posible que des una impresión de discordia. Si esa concepción que tienes de ti mismo te hace enfadar, es muy posible que te sientas rechazado por los demás. Si piensas "no soy lo suficientemente inteligente o mis comentarios no les gustan a los demás," inconscientemente, harás que los demás te ignoren y darás una impresión de desconfianza y distanciamiento...

La clave del éxito en la seducción está relacionada con **aceptarse a sí mismo y transmitir una imagen positiva a los demás.**

El Lenguaje de los Gestos

Una manera de transmitir esta imagen positiva y más segura a los demás, es a través de los gestos corporales que se utilizan en una conversación. Para conocer bien a una persona tienes que observar sus gestos mientras hablas con ella. Tanto tú como el otro reflejan y envían miles de señales y mensajes a través de los gestos que hacen con el cuerpo. El lenguaje corporal, de hecho, nace con nosotros cuando aún no podemos comunicarnos con nuestros padres y nos vemos obligados a utilizar gestos. Hacemos lo mismo cuando no conocemos un idioma. Es la forma de comunicación más primitiva del ser humano ya que mostramos nuestro estado de ánimo e intenciones con lo más básico de nuestro cuerpo: nuestro movimientos. Por ello, es muy importante armonizar "lo que se dice," con "lo que se siente," con "lo que se expresa," para enviarle a la otra persona un mensaje claro y seductor. Para comprender el lenguaje corporal del otro, y asegurarte de que tú mismo estás enviando el mensaje adecuado, he aquí algunas claves del lenguaje corporal:

- **Mirar hacia abajo:** Cuando una persona tiene algo que ocultar, tiende a desviar la mirada hacia el suelo. Suele presentarse en personas tímidas o inseguras que le temen al contacto directo con otra persona. A este tipo de personalidades les recomiendo que miren al otro como si se tratara de un bebé, desprovisto de toda intención sexual o sensual. Muchas veces, el miedo de provocar o incitar el deseo del otro, le provoca a estas personas una incomodidad particular. Las personas tímidas se sienten nerviosas ante el hecho de sólo imaginar que pueden generar, sin darse cuenta, alguna insinuación sexual en el otro y por ello si trata de enfocar la mirada en lo mas sutil y tierno de la otra persona, relaja y aleja este pensamiento de la mente.

- **Desviar la mirada durante la conversación:** Este gesto puede indicar timidez, y también puede significar que la persona desconfía de lo que está oyendo. En este caso, es importante tratar de hacer un contacto tierno, posiblemente físico, acariciando la mano de la otra persona. También, tomar su rostro en forma delicada, y mirándole a los ojos tiernamente, como diciendo con la mirada: "confía en mí."

- **Apartar la mirada, luego mirarlo fijamente a los ojos antes de empezar a hablar:** denota que la persona se dispone a dar una respuesta considerada y meditada. Si la persona tiende a repetir esta actitud, puede significar un gran nivel de confianza en sí misma. En caso de que realice este gesto simplemente para darle énfasis a algún hecho que desee describir, es importante prestar mucha atención a lo que dice.

- **Jugar con el cabello:** Muchas mujeres tienen la costumbre de jugar con el pelo cuando se encuentran frente a alguna persona que les gusta. Este gesto representa coquetería, pero combinado con una mirada distraída y una ausencia de sonrisa, también puede reflejar inseguridad y falta de entrega a la conversación, ya sea por miedo o indiferencia.

♥ **Cruzar los brazos:** Esta postura denota una actitud cerrada y crítica y refleja una actitud defensiva.

♥ **Movimientos con la cabeza:** Estos gestos pueden revelar mensajes completamente diferentes según su ritmo. Por ejemplo, cuando una persona habla y estamos de acuerdo con lo que dice, por lo general, movemos la cabeza en forma rápida, ya que estamos interesadas en lo que nos explica, como diciendo "entiendo; continúa." La inclinación de cabeza es otra pista que podemos interpretar de diferentes formas. Una inclinación hacia delante y a un lado significa "te escucho." Y cuando va acompañada de una sonrisa y el contacto visual denota un aumento en los sentimientos de simpatía hacia esa persona y tiene más probabilidades de recibir apoyo y cooperación. Por el contrario, cuando se está en desacuerdo con lo que plantea el otro tendemos a mover la cabeza en forma lenta y con movimientos hacia los costados como demostrando nuestro desacuerdo.

♥ **Cruzar las piernas y balancear los pies:** Suele ocurrir que cuando estamos aburridos cruzamos las piernas y balanceamos los pies, lo que muchas veces es un acto involuntario. Este gesto denota un estado nervioso o ansioso, especialmente, cuando la persona mueve las piernas de forma compulsiva o rápida.

♥ **Mecer las piernas:** Cuando se mecen las piernas en forma mecánica mientras se está sentado hablando o escuchando a alguien, se puede expresar cierto grado de incomodidad. También es una forma de mostrar un deseo de retirarse de esa situación lo antes posible.

♥ **Apretar exageradamente los labios:** puede delatar que la persona tiene dudas o siente desconfianza frente a lo que el otro está expresando. A veces, demuestra cierta reserva a decir la verdad.

Algunas otras señales que se pueden interpretar a partir del lenguaje corporal de una persona son:

♥ **Señales de superioridad:** Una persona expresa cierta sensación de superioridad hacia su interlocutor cuando inclina la silla hacia atrás, interrumpe a los demás y utiliza un tono de voz que resalta sobre la voz del resto del grupo con el que se encuentra.

♥ **Signos de represión sexual:** Cuando una persona se toca determinadas partes del cuerpo (como masajeándose la nuca o acariciándose el pelo o la barba) es una forma de confortarse o relajarse ante una situación que provoca tensión. Pero cuando una persona se humedece los labios o chupa algún objeto, denota cierta represión sexual si lo hace con cierta frecuencia. Dependiendo de la manera en que realiza los movimientos, también puede tratarse de un deseo de mostrarse sensual y atractivo. Otros gestos que denotan nerviosismo o deseos sexuales contenidos son el movimiento ininterrumpido de los pies y los dedos de las manos cuando se juguetea con objetos, o se tiende a alisarse la ropa repetidamente.

♥ **Señales de hostilidad:** Una persona muestra signos claros de hostilidad cuando golpea el suelo o algún objeto con el pie; o cuando se aprieta, estira o pellizca partes de la cara, o si se muerde los labios.

♥ **Signos de confianza e interés:** Cuando a una persona le gusta lo que el otro expresa, en general dirige hacia su interlocutor una mirada larga, con los ojos bien abiertos con un semblante de claridad y no pestañea demasiado. Todo parece indicar que acredita lo que el otro dice y espera más información porque está muy interesada/o.

♥ **Señales de entrega y receptividad:** Cuando en una cita, una persona muestra las palmas de las manos mientras hablan, está expresando que estaría dispuesta a tener un encuentro más profundo o erótico, pero espera que el otro sea el primero en expresar su deseo de abrazar o besar. En una relación más amistosa, este gesto demuestra que la persona es muy sincera y abierta.

Señales Sugestivas que Enamoran

Para enamorar a la persona de nuestros sueños y deseos, es importante utilizar como impulso interior el deseo erótico que sentimos hacia ella con gran imaginación. El ejercicio de recrearlo en tu mente, puede ser el mejor imán para atraer a esa persona tan especial.

Un arma importante a la hora de enamorar a alguien es poseer la mayor cantidad de información acerca de la persona a quien se quiere fascinar, observando atentamente las palabras y los movimientos corporales del sujeto deseado. Si no puedes ver al otro para saber qué piensa o cuál es su lenguaje corporal (como en el caso de un *Chat* o una conversación telefónica), hay otras formas de detectar el estado del receptor. Es importante tener en cuenta la velocidad de la respuesta, el tono de su voz, y las palabras que utiliza. Si por ejemplo en un *Chat* la persona comienza a responder más despacio, eso puede significar que está perdiendo interés en la conversación o que simplemente no está de acuerdo con lo que se discute. Si por el contrario, la respuesta es impulsiva y rápida, demuestra que está moy interesada y que se ha logrado la meta propuesta.

Es fundamental mantener la concentración en el otro sin invadirlo. Trata de llegar a la proyección de sus pensamientos con tu intuición, y si percibes algo negativo en ello, trasfórmalos en algo positivo. Si percibes por ejemplo que tu interlocutor está triste por algún motivo, intenta cambiar el tema, coméntale como crees que podría sentirse más feliz y más importante aún, cómo tú podrías ayudarle.

Sé paciente, aprende a esperar a que el otro quiera acercarse a ti, y escucha atentamente lo que tiene para contarte. No presiones, tampoco intentes adelantarte a sus comentarios. Dale el tiempo y el espacio que necesite para abrirse finalmente a ti. Sigue los ritmos del proceso de la seducción, con paciencia y mucha calma. Si por alguna razón te precipitas, es posible que comiences a sentir que el otro quiere escaparse porque se siente presa de un cazador (y ese eres tú). En ese momento necesitas detenerte un instante y descansar unos minutos en silencio para sentir al otro.

El sentido del humor es el mejor afrodisíaco y estimulante que existe para la seducción.

Una retirada es otra excelente estrategia para crear expectativa y un aura de misterio. Crea o actúa una posible retirada, una llamada sorpresiva, en especial, cuando sientas que la persona comienza a fijarse en ti. Una retirada a tiempo es un truco muy bueno para esos futuros amantes que se sienten superiores a ti.

LA DIETA DE LA ATRACCIÓN SUBLIMINAL

¿Tienes que seducir a alguien y no sabes cómo?

¿Deseas ser más sutil y efectivo para conquistar a la persona deseada?

La seducción subliminal es todo un arte, comienza ¡ya!

El mensaje subliminal ha tenido muy mala fama debido a que en muchos casos se ha utilizado con una intención claramente manipuladora en asuntos comerciales o políticos. Sin embargo, los mensajes subliminales van mucho más allá de las campañas publicitarias manipuladoras, ya que actualmente se investiga la utilización de los estímulos y percepciones subliminales con finalidad terapéutica.

La comunicación subliminal apunta a la naturaleza de la mente inconsciente, que no tiene la misma posibilidad de discriminar la información que posee la mente conciente del interlocutor, y para llegar a ella se emplea específicamente la percepción. En este proceso de intercambio subliminal, la mente consciente muchas veces no tiene la fluidez necesaria para detectar los mensajes que se le envían. Aquellos que sí los detectan son las muy pocas personas que tienen una mente alerta y entrenada con técnicas de meditación o de visualización creativa.

¿Cuál es el mecanismo cerebral que permite que la mente escuche ciertas palabras y cuál es el componente para que resulten agradables e incluso lleguen a excitar al receptor? En la corteza cerebral hay una serie de estímulos que provienen de los órganos sensoriales y, en el caso de las motivaciones de carácter sexual, tienen dos fuentes: la interna, que son las fantasías, y la externa, que proviene de los sentidos. Ambas son interpretadas por el cerebro y convertidas ya sea en excitación o rechazo.

La seducción se trata, sin dudas, de uno de los juegos más practicados por los seres humanos. Pero en este juego existen unas reglas y unas pautas muy definidas de comportamiento. La atracción depende a su vez de una infinidad de factores como los culturales y los sociales. Además, un cuerpo atractivo, no es solo lo que cuenta, también es necesario tener una mente seductora. La seducción no tiene que ver con la perfección física, sino con la forma de actuar.

Para lograr una seducción subliminal efectiva hay que jugar con ciertos elementos:

1) El dominio de las emociones o el control emocional del emisor, logrando enfocar o concentrar la atención del interlocutor o receptor hacia una cierta característica casi fascinante. Por ejemplo:

   a. *Trata de ser audaz en la primera la cita, si sientes deseos de acariciarlo/a no te reprimas.*

   b. *No le des tiempo a la otra persona a que reflexione mucho.*

   c. *Míralo u obsérvalo/a fijamente a los ojos todo el tiempo.*

2) Trasmitir con convicción un mensaje seductor y así obtener el agrado y la aprobación del otro. Por ejemplo: Anticípate a conocer algo de su vida afectiva y coméntaselo como si fueras una psíquica o psíquico con gran pasión como si en la piel del otro sintiendo lo que a él o a ella le sucedió.

Estrategias para Ser un Seductor Subliminal

♥ Ser imprevisible: Nunca debes ser predecible en tu comportamiento, tienes que cambiar justo cuando nadie lo espera.

♥ Intenta diferentes estrategias según la oportunidad y el momento. Ejemplos:

   1. *Trata de ser dinámico en tu conversación y tener mucho sentido del humor, pero recuerda que los chistes no deben ser, justamente, referidos a su persona. Otro día puedes ser mas seria/o y reservada/o.*

   2. *Invitarlo/a a comer, utiliza ingredientes muy picantes, y postres muy dulces, el amor entra por la boca.*

3. *Cambia el estilo siempre de tu ropa y de tu peinado, no te dejes atrapar por un modelo de ropa o estilo.*

4. *Utiliza distintos perfumes, alguno que le guste así lo/a hipnotizas.*

♥ Misterio: Empléalo en tu conversación.

♥ Audacia: Sé atrevido: si lo pensaste, hazlo. No le digas: "¿Te puedo besar?" Simplemente ¡Bésalo/a! Mejor arrepentirse que no haberlo intentado nunca.

♥ Sorpresa: Sé detallista en los momentos más inesperados, pero no agobies al otro con obsequios.

♥ Suspenso: No enseñes todas las cartas de las barajas de una sola vez.

♥ No olvides: El juego de la seducción tiene infinitas reglas, tantas como emociones tú provoques.

El encanto de la seducción subliminal se adquiere con el éxito de comprobar y realizar cada una de las estrategias señaladas una y otra vez. Enloquecerás hasta a las piedras. Comienza hoy mismo y provoca tu primera y exitosa seducción subliminal.

Regla de oro

En la seducción subliminal siempre debes ser responsable de aquello que generas.

SEDUCTOR, ¿SE NACE O SE HACE?

La seducción es un juego de espejos: creemos que realizamos un juego sugestivo con apariencias y misterio. Incitando la curiosidad del otro. Excitando la energía sexual del seducido. Buscamos el punto más débil o más fuerte para erotizar y atraer hacia nosotros aquella persona que posiblemente, ya nos seducido.

Seductores para Todos los Gustos

Existen seductores para todos los gustos, pero también están aquellos que desean conquistar al otro sin estar seguros realmente para qué o por qué lo hacen. Es importante conocer el perfil de estos seductores para no fascinarse demasiado, y tal vez sólo practicar el juego de la seducción, sin tomarlos muy en serio.

Muchas de estas personalidades seductoras conquistan en forma indiscriminada, por gustar a los demás, o porque desean reafirmar su autoestima. En realidad, sólo se aman a sí mismos, y les cuesta querer o sentir algo por otra persona. Ellos necesitan constantemente reafirmar que son atractivos y populares porque en realidad, son muy inseguros. Estos conquistadores abundan en todos lados y pueden confundirte a la hora de enamorarte. Así que aquí te doy una lista de algunos de sus hábitos, para que no te confundas ni caigas en sus redes:

LOS FÓBICOS

Suelen ser muy seductores, pero rara vez llegan a la meta. Sus "víctimas" siempre se quedan con la sensación de no haber satisfecho sus fantasías y sienten que en algo se equivocaron. Este tipo de personas suelen fracasar porque en realidad le tienen miedo al éxito. Aunque su dominio en el arte de seducir es bueno, no se animan a nada porque el narcisismo que poseen es tan grande como sus fobias al contacto real con la persona que tienen enfrente. Tienen excusas de todo tipo y en realidad sólo disfrutan cuando están solos.

LOS ADULADORES

Se les reconoce de inmediato. Emplean técnicas tan poco sutiles, que a veces resultan empalagosos, y suelen buscar más el reconocimiento social que el sexual. Su objetivo no es necesariamente agradar al otro, sino sentirse admirados por todo el mundo. Mantienen conversaciones superficiales sobre temas intrascendentes y buscan hasta encontrar el punto débil del otro. El adulador sabe que si le dice a una mujer poco atractiva que es hermosa, ella no pensará que está mintiendo, sino que tiene buen gusto. La mujer aduladora le hace creer al hombre que sus comentarios son muy inteligentes y que es el hombre más atractivo de la tierra.

LOS MANIPULADORES

A diferencia de otros seductores compulsivos, los manipuladores no buscan el poder sexual, sino el social. Suelen usar su atractivo para promocionarse y llegar al puesto que anhelan, y en general, ostentan tanto su poder económico como su aspecto físico y seducen para explotar, humillar o utilizar a sus víctimas para sus propios fines.

LOS SEX-SYMBOLS

Versión femenina: Se la puede identificar a simple vista pues su objetivo es causar excitación. Su vestimenta es siempre provocativa y muestra sus intenciones claramente. Quiere conquistar a todos y le encanta ser el centro de atención. No importa lo que dice o hace, sino la manera en que lo hace. Su lenguaje corporal es muy poderoso y el mensaje que transmite es inconfundible:

está interesada en seducir a todos los hombres y resulta muy difícil saber si su conducta es consciente y si es consecuente con sus acciones.

Versión masculina: La forma de vestir puede variar, pero su aire de autosuficiencia puede ser abrumador. Está convencido de que muchas mujeres se sienten atraídas por él, porque es el mejor amante del mundo. No necesita ropas reveladoras para manifestar su objetivo, pero aparenta estar seguro de sí mismo, tanto física como mentalmente. Puede pasarse horas en el gimnasio para estar en forma y así impresionar a las mujeres. La conquista sexual es siempre un fuerte impulso, y lo que más lo excita, es ser observado por la mujer "más bella" del lugar.

LOS ANIÑADOS

Versión femenina: Parece desprotegida, (aunque tenga más de 50 años) y se acerca a los hombres con un falso aire de ingenuidad, emanando un erotismo infantil, muy diferente del deliberado y estudiado por las vampiresas (aquellas mujeres que atrapan a su víctima luego de fascinarlo completamente, sin realmente sentir nada por el otro, sólo con la intención de sacar provecho personal). Se muestra insegura y desorientada, se repliega en sí misma y desconcierta de un modo que no pasa inadvertido. Seduce clavando sus grandes ojos en la presa y escuchando con aire extasiado. No mantendrá la mirada, sino que bajará los ojos y luego volverá a mirar tímidamente, como si la mirada del otro, la impresionara.

Versión masculina: El atractivo de este tipo de hombre consiste en que se muestra como una víctima, como si necesitara cuidado y protección. Para seducir, hace creer a las mujeres que las necesita desesperadamente. La edad no tiene nada que ver. Adopta un rol de "hijo" que resulta muy atractivo para ciertas personas. Pero mientras que la versión femenina casi nunca provoca la hostilidad de otras mujeres, el "aniñado" es despreciado por los hombres.

Cuando nos sentimos cómodos con nuestra sexualidad y nuestra personalidad, podemos ser selectivos a la hora de seducir y ser seducidos. Para no dejarnos cautivar por estos extraños y peligrosos seductores, los hemos definido y perfilado en esta sección.

Además, tenemos el potencial de lograr una relación verdadera y genuina utilizando la seducción como un elemento más del encuentro entre almas, así sea por un breve instante.

TÉCNICAS SEDUCTORAS PARA ELLAS Y ELLOS

No existen técnicas únicas para enamorar o para la seducción, lo importante es combinar todos los ingredientes disponibles, y combinarlos a su manera para crear su propia dieta del amor...

Para Ellas

Estas técnicas te servirán para rodearte de un halo de belleza que lograrás que caigan a tus pies:

ATREVIDA

Para conquistar al más duro de los mortales...

Mantén una imagen impecable para ser una auténtica atrevida, es importante que luzcas sexy, pero sin exagerar ni en el escote, ni en las faldas cortas. El atrevimiento debe ser una actitud interior, debes tener claro lo que quieres antes de comenzar con tu acto de encantamiento.... Unas cuantas miraditas atrevidas para empezar. Una sonrisa no muy amplia, casi sospechosa. Tus ojos con ese brillo especial y sin mucho maquillaje.

Cuando sientas que luego de estos movimientos gestuales y sensuales, has llamado su atención y comienza a observarte con intensidad, puede ser que ya lo tengas hechizado.

Ahora sólo queda acercarte lentamente, con un voz cálida, dulce, y suave. Acércate y atrévete a preguntarle al oído algo un poco gracioso como:

"¿Te conozco de esta vida o de la otra?"

"¿Tú cara me parece conocida o te confundí entre sueños?"

"Estabas esperando por mí ¿no?" (Por supuesto, antes de hacer esta pregunta debes haber esperado el tiempo suficiente para ver que en ese bar, discoteca o lugar, él no estaba esperando a nadie. Espera como mínimo una media hora para que no te diga NO.)

Si te retiras apenas haces ese comentario, no podrá hacer otra cosa que detenerte, si no lo hace, espera un momento y te vas muy lentamente. Si te gusta mucho y no hace nada para detenerte o comentarte algo, trata de utilizar una mirada suave como acariciándolo con los ojos antes de retirarte. Una vez iniciada la conversación, es bueno utilizar divertidos dobles sentidos o darle un toque sensual a la misma.

UN CONSEJO MUY PERSONAL PARA ATREVERSE

Para las chicas que no se animan a ser atrevidas les voy a comentar una historia personal:

Recuerdo un día en que yo estaba en una discoteca muy aburrida por hablar siempre de los mismos temas con mis amigas, que los hombres esto, que los hombres aquello…

Me dije a mí misma: Mabel, tú puedes hablar con tus amigas otro día, ¿por qué vas a perder esta noche sin conocer a un hombre guapo o interesante? En ese momento decidí irme a observar cómo estaba el panorama masculino en esa discoteca.

Me detuve en un lugar estratégico para observar a todos los hombres. Era uno de esos días en que me sentía cansada de ser pasiva y esperar a que viniese un hombre a conquistarme. Me detuve a mirar como un águila buscando a su presa, sobrevolando el espacio de la discoteca.

En ese momento comencé a observar a un chico, no era mi tipo de hombre perfecto pero me pareció muy tierno. Parecía que iba y venía y no lograba decidirse a hablarle a una mujer que estaba observando.

Después de un rato de ver sus movimientos reiterativos, me detuve y pase por su lado y le pregunté:

"¿Te gusta esa chica?…uhh ¡que pena que no la conozco porque te la podría presentar!" Él me miro y me dijo:

"No. Estás muy equivocada, eres tú quien me parece interesante. ¿Quieres tomar algo conmigo?"

Creo que utilicé la técnica atrevida con un toque de inocencia, pero me dio muy buen resultado. Por ello es importante que cada persona utilicé su propio estilo. Fue muy interesante el desafío de entablar por mi cuenta una conversación por primera vez con un hombre. Posiblemente si no lo hubiese hecho no hubiese compartido con él casi tres años de mi vida. La relación con este chico, no funcionó para siempre porque todos cambiamos y evolucionamos. Estoy contenta de haber experimentado ese vínculo porque todas las relaciones son muy importantes para aprender todo lo relacionado con el amor y ahora que estoy tan felizmente casada recuerdo esos momentos con gran ternura.

LA INOCENTE

La inocente es un estilo de mujer que tiene un encanto especial pues da la impresión de ser una niña ingenua que necesita ser protegida. Marilyn Monroe utilizó este método en sus películas.

Puede lucir más sexy que las atrevidas en su ropa y maquillaje y suele utilizar ropa clásica estilo princesita. No es para un día muy especial en el que tiene planes de atraparlo con una declaración de amor y lleva el vestido negro súper sexy.

La inocente tiene que sonreírse con delicadeza ante los comentarios que hace el hombre y habla justo lo necesario y nunca sobre ella misma. Parece tímida y nunca toma la iniciativa en las decisiones. Con una dulzura permanente aparenta que todo la sorprende mientras que en realidad sabe perfectamente que a los hombres les gustan las aventuras y los riesgos. Los acompaña pasivamente mostrando siempre una necesidad de protección. Siempre pregunta cosas que no sabe y baja la mirada agradeciendo la respuesta.

Esta es una técnica que, si en realidad no eres tímida ni callada, requiere de mucho entrenamiento. Es perfecta para las mujeres que les gusta los hombres que parecen tenerlo todo bajo control, y hasta son un poco machistas.

LA BELLA INTELIGENTE

Es una mujer que sabe que es muy bella, pero suele sentirse un poco confundida pues cree que los hombres subestiman su inteligencia. Lo que no sabe, es que tiene ante ella un mundo de posibilidades.

Utiliza todo su magnetismo y gracia en cada uno de sus comentarios, reservándose siempre la última palabra para rematar las historias con un toque absurdo e inesperado. Su sonrisa y sus bromas son sus mejores herramientas para seducir y siempre sabe dar consejos sobre el trabajo, la vida y otros placeres. En algunos casos, debe frenarse de no ser grosera cuando no soporta más a los que creen que no es más que un objeto. Suele sorprender al chico que le gusta con una técnica muy eficaz de bajaditas de ojos cuando ya sabe lo que él está comentando, matándolo de amor y de sorpresa.

Lo más importante para este tipo de seductora es que le sume a su inteligencia natural, que no todas las personas tienen, un toque de misterio y un aire seductor.

LA DESCONCERTANTE

Esta es una de mis técnicas preferidas. Siempre la he utilizado y a veces, la sigo practicando hasta con mi esposo. Me atrae personalmente, porque tanto hombres como mujeres tenemos la costumbre de encasillar a todos bajo un mismo concepto. Pero nunca se puede saber con certeza lo que quiere la desconcertante. Con esta técnica siempre serás el centro de atención. Puede no ser muy eficiente o muy recomendable con hombres fríos, pero a lo largo del camino siempre terminan cayendo.

Se necesita mucha intuición para encontrar rápidamente el punto débil del otro y utilizarlo a tu favor. Por ejemplo, si es moreno, decirle: a mí me encantó Jude Law en tal película porque me parece que se cambió el cabello o cosas por el estilo.

Nada podrá ponerlo de más mal humor, que el no ser el más buen mozo.

Siempre es importante mantener un toque de misterio, pero también de picardía y sadismo, en el buen sentido. La sensualidad sugerida o implícita no debe faltar. Si el hombre que te interesa tiene una personalidad infantil, no debe faltar un toque maternal, también. Como por ejemplo diciéndole, "dime, ¿tú has comido bien hoy? ¿Por qué se te ve un poco pálido?"

Una técnica eficaz y desconcertante por completo es darle un beso bien profundo y sensual (ver la sección de los besos) por sorpresa, sin que el otro lo espere, especialmente después de una discusión o cuando no han estado de acuerdo en una opinión.

Este sistema de seducir es infalible: puede ser que como eres tan desconcertante, al principio salen contigo por curiosidad, a ver qué

> *Importante:* Recuerda siempre que la seducción no termina ni en el noviazgo ni en el matrimonio. Una vez que conseguiste a tu príncipe azul debes seguir conquistándolo como el primer día. Siempre trata de estar seductora como en tu primera cita.

pasa en cada cita. Al final, con un poco de ternura de tu parte, terminan adorándote y ya no pueden vivir sin ti.

Para Ellos

Lo primero que tienes que tener en cuenta es que casi siempre son ellas las que te eligen. Pero con las técnicas de la dieta del amor, podrás enamorar a la mujer de tus sueños.

EL SIMPÁTICO MAGNÉTICO

Lo importante es poseer ciertas cualidades que les hagan triunfar en las batallas amorosas. El simpático es un ser tan gentil que no es importante como luce, porque con su presencia genera una luz especial. Cuando él se presenta, las sensaciones que despierta son de calidez, aprecio y una alegría natural.

Este estilo de hombre con su sonrisa y aura tierna, puede conquistar a las mujeres más difíciles. Para convertirse en el más encantador de los mortales: el simpático magnético utiliza siempre el buen humor en cada detalle y en toda la conversación.

Siempre acepta todo lo que sucede con buena disposición. Hasta en el caso de un rechazo, la mujer se mostrará desconcertada cuando muestra que no le molesta en absoluto. Sus mensajes y reflexiones son siempre muy positivos.

Todo lo que dice tiene siempre una pizca de gracia y caballerosidad. Abre la puerta del auto, corre la silla del restaurante, y si está sentado, siempre se levanta y se pone de pie cuando ella lo hace. Vuelve locas a todas las mujeres con su atención y sus cuidados. Lo que nunca falla es susúrrale palabras de amor al oído.

EL DULCE MELANCÓLICO

El dulce melancólico habla de las cosas y las personas que ama, y de las que le gusta cuidar. Habla de cómo las anteriores parejas no supieron comprender hasta qué punto es sensible. Comenta de la forma tan intensa en que ama a su familia y a sus amigos. Comenta que le gusta el romanticismo, y la poesía. Se aprende versos de memoria y siempre los tiene a mano. Invita a las chicas a ver alguna película romántica y les toma la mano, con lágrimas en los ojos de la emoción.

Si no puedes aparentar que tienes carencias de amor o necesitas protección, trata siempre de parecer lo mas dulce posible.

EL INTELECTUAL

Esta técnica no es la más sensual de todas, pero se puede usar para chicas a quienes les gustan los hombres inteligentes.

Aprovecha cualquier situación para sacar a la luz todo lo que sabe y dejar a la mujer con la boca abierta. Nunca deja pasar un largo rato en silencio, se muestra siempre abierto a cualquier tema e información, y también averigua cuales son los gustos e intereses de la mujer y trata de sacar provecho comentando todo lo que sabe del tema. Trata de no usar esta técnica con la típica mujer ardiente (aquella que es apasionada y afectiva), ella te dejara en dos minutos, con la famosa excusa voy a comprar cigarritos, aunque no fume, porque nunca volverá.

EL ROMÁNTICO

Si deseas parecer romántico aunque no lo seas, es algo difícil pero se puede aprender. Los hombres románticos les gustan a todas las mujeres sin excepción. Esta técnica es similar a la del dulce melancólico, pero la diferencia es que el romántico no debe lucir triste, debe mostrarse siempre enamorado del amor.

Si están en una mesa sentados y ella se retira por un momento le deja una cartita o un chocolate que dice te amo. Le regala a la mujer una flor en cualquier día, así sea durante la semana. La llama o le escribe emails diciéndole siempre lo mucho que la extraña o la ama o la necesita. Habla de los pájaros, del color del cielo, del aroma de las flores mientras disfrutan de un paseo, así sea en el auto. Siempre tiene a mano una música romántica para invitarla a bailar, apretados y lentamente, sin necesidad de excusa, así sea en medio de la quinta avenida de Nueva York. Siempre está atento a las necesidades de ella, en especial las que están relacionadas con besarla, acariciarla y cuidarla.

Por lo general, los hombres una vez que conquistan a su chica les cuesta mantenerse siempre atentos al amor. Lo importante es no perder la picardía o el romanticismo para que la mujer nunca deje de sentirse importante. Es el paso fundamental para mantener la dieta del amor.

Una vez cruzadas las puertas de la conquista y la seducción, sigue otra lista importante de ingredientes que necesitas aprender a combinar para asegurarte de ser siempre un amante perfecto y saber alimentar a la persona que quieres y necesitas con todo tu amor.

Dos

RECETAS PARA SER UN PERFECTO LATIN LOVER

Haz abierto el núcleo de mi interior.
Ya nadie podrá romper mi corazón.
Con tu arte de amar el escudo desapareció.
Has disuelto mis muros con tu dulce cariño.
Gracias a ti me siento una verdadera mujer.
El susurro de tu pasión embriagó todo mi ser.
Adórame mientras danzas en mi cuerpo.
Seré tuya sin dudas y sin condición.

LA FAMA DEL *LATIN LOVER*

En la dieta del amor desarrollamos profundamente el tema de la seducción, por ello, no podíamos dejar de lado a los perfectos y especiales magnéticos Latin Lovers o amantes latinos. Además, ellos tienen su propia escuela y enseñanzas en el tema del manejo de la sensualidad y la pasión.

Como todo el mundo sabe, la fama de los latinos como amantes ardientes es conocida en todo el mundo. Desde la época de Rodolfo Valentino, que personificaba al amante latino perfecto en el cine mudo, hasta nuestros días, cuando algunos cantantes y estrellas de rock encarnan estas características.

Para los hombres y mujeres que desean perfeccionarse en el sensual arte de amar. Esta guía revela las características esenciales para lograrlo:

- ♥ **Seguridad**: Sin importar la edad, el sexo o la posición social, hay que demostrar seguridad en el arte de amar. Aunque sea la primera vez que te relacionas sexualmente con alguien a quien deseas profundamente.

- ♥ **Confianza:** Es fundamental obtener la confianza del otro en el desafío de la conquista. Se debe procurar que se sienta cómodo con su cuerpo como nunca antes lo ha estado. Cuando el miedo o la inhibición provocan un bloqueo sexual, interrumpen tu objetivo.

- ♥ **Constancia:** La tenacidad permite demostrarle al amante un gran deseo conquista. Transmitirle tu fuerza interior y tu energía con la mirada, la palabra y la pasión. Convence a tu amante, anticipando el placer y el goce que sentirá. El clima que logres crear tiene que ser lo suficientemente intenso como para que no pueda olvidarte.

- ♥ **Afirmar con el cuerpo:** Alimentar la energía del otro con tu cuerpo es muy importante. Si intentas transferir tu energía con abrazos, besos, caricias, aumentará tu propia excitación y despertarás un inmenso placer en el otro.

♥ **Ser intuitivos:** No sólo se debe utilizar el lenguaje verbal para seducir al otro manifestando el deseo erótico y sexual. También es fundamental desarrollar la intuición y escuchar al otro sin palabras, con el corazón. Si realmente te conectas en estado de relajación con el otro, comprenderás el significado más profundo de ese misterioso y apasionado acontecimiento al que llamamos amor.

♥ **Una dulce voz:** Tanto hombres como mujeres pueden practicar modelar su voz. Un buen sistema para lograrlo y conseguir que la voz sea más sensual, es ensayando con una grabadora. Intenta grabar un texto romántico y escucha varias veces tu propia grabación hasta que perfecciones tu voz y acomodes tu respiración. En poco tiempo tendrás resultados muy dulces y seductores con tu voz.

♥ **Ser protectores:** Que la persona que deseas se sienta protegida es un hecho muy importante para la entrega erótica porque es una forma de estimular la intimidad, la dulzura y la serenidad en el momento de hacer el amor.

♥ **Demostrar poder y magnetismo:** Mostrar fuerza imprevista o sorprenderlo/a estimula al amante. Estar siempre atento a sus gustos. Un simple regalo sorpresa o un acto casi mágico pueden conquistar y hechizar al más terco y difícil de los amantes.

♥ **Tu forma de moverte:** Piensa mientras caminas, ya seas hombre o mujer, en ser sensual. Si tus gestos son bruscos y secos, seguramente no inspirarás admiración. Nada exagerado, simplemente inyecta gracia y elegancia a tu forma de caminar. Recuerda los símbolos latinos sexuales de la pantalla grande: ellos se mueven como felinos.

♥ **Ser sexy o sensual:** Una persona sensual es aquella que provoca atracción o reacción en los sentidos de la otra, bien sea deseo sexual, excitación, deseo de hacer el amor, etc. No es cuestión de ser bello o bella. el truco está en gustarse uno mismo y expresar ese placer. Si tienes una foto que te encanta de ti mismo, trata de visualizarla cada vez que comiences a criticarte. Expresa tu sensualidad canalizando el placer que te brinda el contacto con el otro.

♥ **Juegos sexuales:** Crea siempre diferentes juegos eróticos que estimulen a tu pareja y a ti. Puede ser desde cambiar de posiciones con el Kamasutra hasta el sexo telefónico, o los diferentes métodos que se describen en la tercera parte de este libro.

♥ **Celebración:** El encuentro con el ser deseado tiene que ser siempre una celebración o una fiesta. Para que así sea, se require conocerlo en todos sus gustos y sus necesidades, para saber aquello que le da felicidad y alegría.

Con una cuota equilibrada de romanticismo y de erotismo lograremos que cada encuentro sea incomparable.

18 Claves Magistrales para Ser un *Latin Lover*

1. Observen el atardecer y las estrellas juntos.

2. Busca los olores o perfumes que le gusten.

3. Elogia su cuerpo, su personalidad, su manera de hacer el amor frecuentemente y frente a otras personas.

4. Toca discretamente a tu pareja en sus partes íntimas, hasta en lugares públicos.

5. Olvídate de los demás y crea un círculo donde nadie pueda entrar cuando miras a tu pareja.

6. No olvides la magnética mirada de la primera vez.

7. Susurrarle en el oído que lo/a amas.

8. Crea tus propios rituales al hacer el amor.

9. Escribe una poesía, aunque sea simple, para él o ella será hermosa.

10. El hombre o la mujer si se anima puede cantarle una serenata aunque sea al borde de la cama.

11. Preparen y cocinen desnudos, o con poca ropa, manjares afrodisíacos.

12. Busca lugares diferentes para hacer el amor, especialmente que le gusten a tu pareja.

13. Escriban cartas de amor todo el tiempo y déjenlas en lugares inesperados.

14. Tómense de la mano en el cine, en el camino, en el auto, en la calle, en el hogar.

15. Prepara un trago especial para ella o él y colócale su nombre. Si tu pareja no toma alcohol puede ser con frutas.

16. Hagan el amor a la luz de las velas y con música romántica.

17. Estudia todos los besos, caricias y masajes en la sección correspondiente. Saca una foto de todos los momentos especiales, crea tu propio álbum de la dieta del amor.

18. No olvidarse de: Lo que se dice (verbal y no-verbalmente). Cómo se dice y dónde se dice.

RECETAS PARA CONQUISTAR A UN LATINA/O

La mujer latina, no necesariamente tiene que ser hispana o latinoa-mericana, como se cree. Pueden ser latinas las personas de origen italiano, griego, portugués, rumano, francés, etc.

A veces sólo el hecho de que uno de los padres sea latino influye también en el carácter de la mujer o el hombre.

El mito sexual atribuye a la mujer latina un comportamiento apasionado. Alrededor de ella convergen una serie de prejuicios, también culturales, que condicionan su forma de afrontar una relación amorosa, e incluso el simple flirteo. ¿Cuáles son los mitos? ¿Qué pasa con las mujeres y los hombres latinos?

Cómo Conquistar una Mujer Latina

A la hora de conquistar una mujer latina no hay que buscar compli-cadas fórmulas secretas, ni pócimas especiales. Pero cuidado, tam-poco es tan fácil lograrlo. Entre los mitos más comunes está precisamente el que se refiere a la libido de la mujer según su proce-dencia étnica y cultural: que sea europea o anglosajona no implica que tenga un comportamiento frío y que sea latina, no indica que tenga un comportamiento necesariamente "caliente."

CONSEJOS PARA ELLOS:

♥ El secreto para conquistar a esta mujer tan especial está en mostrarte como un hombre decidido.

♥ Muéstrale que eres un hombre sensible, que no tiene miedo de llorar frente a ella, pero no te conviertas en un llorón para siempre.

♥ Trata de ser el protector de tu mujer latina, pero no se lo hagas sentir, porque con demasiada protección se sentirá ahogada.

♥ La mujer latina busca un hombre que muestre equilibrio entre su lado más sobrio, racional y concreto y su sensibilidad.

♥ Muéstrate enérgico, sensual y apasionado, pero en el momento oportuno saca a luz tu lado tierno.

♥ Un hombre con los pies en la tierra que sabe lo que quiere.

♥ Tienes que ser un caballero y muy romántico.

♥ Aplica una buena dosis de originalidad en cada una de tus acciones, por ejemplo, cuando se levanta por alguna razón, déjale una notita debajo de su plato, si estás en un restaurante, si vives con ella, sobre el espejo del baño.

♥ Trata de ser generoso al compartir tus cosas, tus amigos, tu vida en general con ella y sobre todo practica la cortesía.

♥ Comparte tus secretos, ambiciones o anhelos con ella, porque puedes encontrar ademas de una gran amante, un gran apoyo para tu futuro.

♥ Regálale aunque sea una flor, para demostrar tu galantería.

♥ Escribe una poesía, o regálale una, no necesitas cantarle una serenata, pero si lo haces le encantará.

No asocies a la mujer latina con el arquetipo de las películas, porque la mujer latina es una heroína en la vida real. Es una madre perfecta, trabaja con ganas y no tiene temor de ser líder. Además, es una mujer sensual y desea ser bella tanto internamente como externamente.

Cómo Seducir a un Hombre Latino

El hombre latino goza de la misma fama que las mujeres latinas (los hombres las creen sensuales, súper calientes y enamoradizas). También, siempre se espera del hombre latino que se encuentre siempre listo para la cama. Esa fama no le sirve para nada cuando realmente quiere buscar una pareja y no jugar al sexo como un don Juan. Especialmente el hombre latino le da mucha importancia a formar una familia y tener hijos. También como en el caso de la mujer, es muy exigente a la hora de decidirse.

CONSEJOS PARA ELLAS:

No te inhibas cuando él te mire. Los hombres tienen una especie de fijación con ciertas partes (pechos, trasero, cintura, etc.) del cuerpo. Es una tendencia que se manifiesta en la mayoría de los varones al momento de mirar a una mujer. En los latinos se nota. Los ojos son el espejo del alma, pero no es lo primero que miran lo que importa. En el momento de la primera impresión, lo que importa es otra cosa. Sin embargo, aunque ellos no pongan el acento en tu belleza interior, muéstrate segura de tu cuerpo y de tus formas.

Hasta que no tengas confianza con él, no te excedas en la sinceridad de tus comentarios. En especial, en el caso de que sea una alabanza. Comienza ofreciendo atención, respeto y cordialidad.

♥ Cambia de técnicas de seducción y adáptate, según tu conveniencia, a las situaciones que el quiera plantear. En cualquier caso, siempre muéstrate segura de tu poder de seducción.

♥ Guárdate siempre una dosis de misterio y secreto sobre tus actividades o tu forma de ser. Aunque seas una persona extrovertida es bueno que él sienta siempre curiosidad sobre ti.

♥ Trata de encontrar un equilibrio entre saber comunicar y saber escuchar. No hables de ti todo el tiempo. Pregúntale de su trabajo y familia. Prepara una conversación que sea interesante para ambos.

♥ Demuestra que estás dispuesta a casarte y a formar una familia. Pero no exageres demasiado, no digas que lo deseas mañana mismo, porque ahuyentarás a cualquier candidato.

♥ Pregúntale qué le gusta comer o qué comidas prefiere, a veces los hombres latinos se seducen más por el estomago que por el corazón.

♥ Algo muy importante: siempre muestra simpatía por su madre aunque sea al principio, puede dar resultado.

♥ No ofrezcas consejos y orientaciones no solicitadas. Será una razón para que te mire diferente o desee competir contigo.

♥ Demuéstrale que lo necesitas, eso lo estimula. Nunca en el sentido de carencia, sino con detalles femeninos, como por ejemplo no poder abrir una puerta. Necesitas su auxilio.

Los hombres latinos necesitan fundamentalmente un amor basado en la confianza, la aceptación y el aprecio. No olvides estos detalles si realmente deseas conquistarlo.

Tres

LA DIETA DE LAS CARICIAS, BESOS Y ABRAZOS

Tus caricias liberaron mi ser y entre abrazos profundos descubriste mi cuerpo. Tus íntimos besos desnudaron mi alma y, en ese instante, nuestros brazos se convirtieron en alas.

TOCAR, BESAR Y ABRAZAR

En esta sección encontrarás las técnicas perfectas para ser un amante inolvidable. Desde la primera caricia hasta el último beso sentirás que el amor fluye desde ti y por ti. Si sigues todos los consejos paso a paso, tus manos, tu boca y tu manera de amar serán una marca inmortal y eterna para toda persona que tenga el placer inmensurable de encontrarse entre tus brazos.

Aprenderás a acercarte desde la primera vez o para siempre a una persona que deseas, utilizando las llaves más importantes del amor: la caricia, el abrazo, y el beso. Estas son las tres columnas de apoyo de cualquier relación amorosa.

¿Quién no recuerda el primer beso en la boca? Esto no es tan difícil, no importa cuanto tiempo haya pasado. Sin embargo, recordar el primer abrazo o la primera caricia es más difícil porque son actos más genuinos y quizás más puros.

La relación amorosa siempre comienza con una dulce caricia que despierta la piel, los sentidos vuelan, las zonas eróticas se encienden. Si esa caricia es la correcta y deseada el camino hacia el sexo será natural, y muy fácil.

La primera caricia en las manos, o en la boca, puede ser el comienzo de una relación o el primer síntoma de una reconciliación.

Siguiendo los pasos enumerados en esta sección de la dieta del amor desplegarás el arte de acariciar con las más sutiles caricias y los más intensos masajes como el mejor escultor cuando esculpe un cuerpo y al cual le transmite su propia energía, amor, pasión, vida y brillo.

LA RECETA ESTIMULANTE Y RENOVADORA DE LAS CARICIAS

¿Cómo pueden ser las caricias? Son inocentes, profundas, ricas, fuertes, tiernas, pueden ser unos leves golpeteos de las yemas de los dedos, un masaje con aceite especial. Un roce cuerpo a cuerpo.

Muchas parejas se limitan a caricias muy breves, demasiado rápidas y superficiales. Al repetir siempre las mismas caricias acaban por acostumbrarse a ellas de una manera monótona, y a veces todo termina en la indiferencia por no captar o percibir sensaciones nuevas. Es muy importante conocer sensualmente el cuerpo entero de tu pareja.

A muchas parejas, suelo aconsejarles que observen la gran diferencia que existe entre tocar directamente una zona erótica, y explorarla o sentirla a través del tacto. Cuando se explora la zona erótica, se siente como una emoción nueva y regocijante. Es como un espacio nuevo para acariciar y palpar, la energía que se genera es como en la primera vez cuando la pareja recién se conoce. Además, esta forma de tacto permite que la pareja llegue sin proponerse a la relación sexual completa. Es una forma muy delicada de explorarse, de conocer lo que cada uno siente y lo que el otro prefiere.

El erotismo humano no se reduce solamente a unas cuantas zonas. Todo el cuerpo humano es erótico, y reacciona aún más a sus capacidades vitales y amorosas cuando es acariciado profundamente.

Cuanto más rica, sincera y plena sea la exploración sensual de ambos, más amplio será también el lenguaje del amor. Esta manifestación y expresión afectiva y física es la se que necesita para alcanzar la armonía sexual en la convivencia de cada pareja.

El arte de acariciar es también aprender a ser acariciado, a permitir que el otro explore tu cuerpo y a la vez a llevar las manos con intuición hacia el lugar donde tu amante necesita ser acariciado.

¡El cuerpo comienza a tomar vida y a ser reflejo de la belleza cuando comienza a ser acariciado con amor!

Acariciar es Besar con las Manos

El tacto y la caricia son uno de los medios primarios para despertar y dirigir la energía sexual. Cuando se utiliza en todas sus variedades a un nivel consciente se puede percibir que las manos no acaban en la punta de los dedos, y que la influencia de la caricia no termina en la superficie de la piel. Nuestros cuerpos son como contenedores de una vasta cantidad de energía, entendida ésta en el sentido de "fuerza vital" o corriente animada. Los orientales enseñan que el fluir de la energía puede ser estimulado y dirigido en forma consciente con los dedos o con la palma de la mano.

Existen cuatro áreas de la mano que transmiten distintas cualidades de energía y sensación física a la persona que tocas, y puedes utilizar cualquiera de ellas para acariciar y estimular a tu amante:

♥ La punta de los dedos

♥ La base de los dedos

♥ La palma de la mano

♥ El talón de la mano

Los orientales, en especial los seguidores del Tantra, proponen sentir el calor del cuerpo como un fuego vital que arde y a medida que tocamos a la otra persona podemos imaginar, sentir o visualizar el brillo energético que emana de las manos y los dedos, y cómo se van fundiendo en el fuego energético de la otra persona. Las disciplinas orientales reconocen una variedad de formas de tocar:

♥ **El tacto estático**: se percibe por la energía natural del cuerpo.

Ejercicio: Coloca ambas manos sobre tu amante, sin moverlas. Mientras tus manos están quietas, dirige conscientemente la energía de tu mano derecha hacia y a través de tu amante, y luego conscientemente recíbela de nuevo en la mano izquierda. Podrías considerar el tacto estático como un juego energético de emitir y recibir la energía formada por el contacto de las mutuas energías.

♥ **El tacto móvil**: se realiza haciendo fricciones cortas o largas a través de la piel o con patrones específicos.

Ejercicio: Realizas unos masajes o caricias suaves tomando conciencia de la energía que emites, realizando un masaje en forma de círculos, espirales, triángulos o cruces. Percibe cómo la energía de tus manos y el cuerpo de tu amante se integran y toman una misma dimensión de placer en una danza de energías que se entremezclan.

Los apretones: La estimulación por pellizcos o apretones es muy gratificante y se debe realizar a través de gestos breves y simples, por todo el cuerpo de la pareja. Incluyen un toque amasador y pinchazos suaves con las yemas de los dedos.

Ejercicio: Se utilizan el pulgar y el índice, aunque también se puede realizar con los labios. En ambos casos hay que ser extremadamente delicado en su ejecución para así obtener el efecto de excitación deseado. Toma entre tus dedos una parte de la piel de tu amante y amásala con tus manos, sentirás cómo esa parte toma otro cuerpo, otro brillo y calor. Debes hacerlo suavemente para que la energía de tu amante comience a fluir velozmente en esa zona en especial.

♥ **Arañazos:** Son como una caricia pero con las uñas. Se desplazan las yemas de los dedos, y al mismo tiempo, se pasan las uñas por la piel de una manera muy sutil. La persona que realiza este masaje no debe marcar al amante y debe consultarle si le gusta este tipo de masajes. Hay personas que disfrutan mucho con el arte de arañar, como una forma de rascar lentamente. La zona preferida para esta forma de masaje es la espalda.

Ejercicio: Con la punta de los dedos, se realiza un masaje profundo, sin necesidad de involucrar las uñas, si la pareja no lo desea. En caso de que ambos deseen una exploración mas profunda, se pueden utilizar las uñas en forma leve casi como una caricia. Esto permite que fluya la sangre intensamente en la zona donde se realiza la estimulación, dándole a la otra persona mayor sensibilidad.

♥ **Golpecitos o manotazos:** Estos pueden despertar gran pasión. A algunas personas les gusta recibir unos golpes como toques más intensos con la mano. Es la sensación de poseer al otro lo que provoca a veces este deseo del golpecito, es diferente a la sensación que se recibe con las caricias. La zona del cuerpo, que en general a las personas les gusta, es las nalgas.

Ejercicio: Algunas partes del cuerpo son más adecuadas que otras para recibir este tipo de tacto. Las nalgas en particular son ideales, porque son como almohadilladas protegidas. Al realizar estos golpeteos, debes ser conciente de la línea que separa el placer del dolor, y del nivel de tolerancia de tu amante.

Los diferentes tactos se pueden combinar siguiendo una escala de profundidad en la que se comienza por la parte delantera del cuerpo estimulando las zonas no exploradas. Es conveniente alternar las fricciones con otras formas de tocar, lo importante es que la persona que reciba las caricias se encuentre apta y receptiva y tenga la libertad de determinar hasta dónde llega su placer, y dónde comienza el dolor. Estos tipos de tactos requieren la participación consciente de ambas personas, como dador y receptor.

Esto significa que cada uno reconoce el papel que desempeña en un momento dado y lo experimenta activamente, incluso si es el papel pasivo. Por ejemplo, cuando un hombre acaricia suavemente con la palma de su mano la espalda de su amada hasta las nalgas, y luego aprieta la piel de esta zona y continúa bajando por los muslos, con la punta de los dedos, lo más liviano y suavemente posible, él es consciente de que está actuando a propósito para excitarla, para darle placer, para despertar su pasión y su energía sexual. Pero no importa lo buena o lo cariñosa que sea esta técnica, si la persona que recibe no está conscientemente receptiva; si su mente está a miles de kilómetros de allí, las caricias no tendrán resultados. En último término, es la mente la que dirige el tacto, y la que lo acepta. Dar placer al compañero mediante el tacto, significa también recibir placer sensual al contacto con el otro.

Caricias Profesionales

Para que los masajes o las caricias sean como las de los profesionales, es fundamental mantener un ritmo firme y lento, con suficiente presión, asegurándonos de que las manos se deslizan con suavidad sobre el cuerpo del amante.

Para hacer los siguientes masajes profesionales, se recomienda siempre utilizar un aceite o una crema relajante:

♥ **Amasar**: Es la técnica ideal para las zonas más musculosas como las caderas y los muslos. Consiste en levantar, apretar y enrollar la carne entre el pulgar y los dedos de una mano, deslizándola hacia la otra. El efecto puede cambiarse cambiando la velocidad y la profundidad del gesto, haciéndolo lento y profundo o rápido y superficial.

♥ **Masaje ondulatorio:** Se realiza curvando los dedos como en un puño semiabierto, manteniendo la mitad de los dedos presionando la piel, y haciendo pequeños movimientos en círculo. Es un masaje muy placentero si se recibe en los hombros, pechos, palmas de las manos y los pies.

♥ **Acción de ventosa:** El masaje con acción de ventosa consiste en movimientos rápidos y ligeros que estimulan y refrescan la piel. Se dan golpes suaves sobre el cuerpo alternando las manos, con los pulgares hacia dentro y los dedos juntos. Cuando las manos tocan el cuerpo debe producirse un sonido semejante a cuando se descorcha una botella. El receptor de estos masajes se sentirá liberado de las tensiones que se acumulan en el cuerpo, además de un efecto erotizante según la zona del cuerpo donde se realice.

♥ **Golpecitos:** Movimientos vigorosos y enérgicos, que se pueden utilizar para las áreas carnosas y musculares. Con los puños cerrados, se golpea con suavidad el reverso de la mano contra la piel. Estos movimientos pueden utilizarse hacia el final del masaje para excitar aún más a la pareja.

LA RECETA EXTRAORDINARIA DE LOS MASAJES

Esta antigua técnia de masaje se aplica siguiendo los meridanos energéticos de los órganos del cuerpo. La función de estos masajes es liberar la energía que se encuentra bloqueada por distintos problemas emocionales o físicos y que puede provocar insatisfacción sexual o afectiva. En el hombre los más frecuentes son la impotencia y la eyaculación precoz y en la mujer son la frigidez o la anorgasmia.

Este sistema está basado esencialmente en el movimiento de las energías a través de la sensibilidad del tacto y la recuperación de la sensación de placer por medio del contacto, la concentración y la entrega. Utilizando diferentes técnicas de "diálogo" piel con piel, que ejercen un efecto revitalizador y energizante, este masaje induce a quien lo recibe a un estado de relajación que trasciende el cuerpo y ejerce un efecto poderoso sobre el equilibrio emocional.

Este masaje mejora la oxigenación y ayuda a eliminar las toxinas. Aumenta la concentración y el rendimiento, reduce el cansancio y la fatiga. A medida que progresemos con el aprendizaje y el conocimiento del cuerpo del otro podremos conocer cuales son sus zonas erógenas y así aseguramos de mantener una relación sexual plena.

Es importante tener en cuenta que los masajes deben ser realizados en forma sensual, para que la persona amada no sienta nuestros movimientos como una invasión a su cuerpo. Cuando la tensión es evidente pero nuestro amante niega estar tenso es importante efectuar cada masaje de manera muy sutil y suave. En la medida en que la intimidad de la relación avance, paulatinamente comenzará a aceptar el estímulo digital.

El Perfecto Amante y su Masaje

Conocer cada milímetro del cuerpo de su amante es una de las experiencias compartidas más placenteras que puede haber en la vida de una pareja y vale la pena tomarse el trabajo de preparar la escena de manera adecuada. El hombre y la mujer deberán alternar las funciones de dar y recibir el masaje. En el momento de dar placer, habrá que darse de lleno a la labor y en el momento de recibir, se debe gozar cada minuto. Es importante:

♥ Elegir una hora del día en la que no tengan interrupciones y un lugar acogedor e íntimo, utilizando una cama que no sea demasiado blanda o el suelo con los cojines necesarios.

♥ Utilizar una iluminación tenue acompañada de una dulce música de fondo.

♥ Adoptar posturas cómodas y estar desnudos.

♥ La persona que da el masaje debe asegurarse de que sus manos estén calientes y que estén humectadas con un producto especial, como por ejemplo un aceite o una crema especial para masajes. Existen una gran variedad de aceites perfumados que dejan la piel suave y agregan su fragancia a la ocasión. Aplicar el aceite con moderación sobre las manos, para extenderlo por todo el cuerpo mientras se masajea.

♥ Comenzar con un masaje explotario y suave que se deslice por todo el cuerpo de la pareja.

♥ Según el gusto o el deseo de la pareja en explorar diferentes sensaciones, también es buena idea utilizar plumas, telas y otras texturas suaves para friccionar contra la piel.

Los 13 Pasos para un Masaje Perfecto

1. Si tu pareja te lo permite, realiza esta técnica de masajes lo más frecuentemente posible, tratando de que tanto tú como tu pareja adquieran el hábito de tomarse unos 10 minutos para explorar el cuerpo del otro, antes del acto sexual.

2. Antes de empezar, relájense para liberarse de todas las preocupaciones del día.

3. Una vez finalizada la relajación, desliza las manos por el cuerpo de tu amante con leves caricias, utilizando algún *aceite relajante o tonificante* (ver de la sección de inteligencia erótica).

4. Conéctate con tu amante a través de las manos y la mirada, entonando palabras afectivas que estimulen la relación, escuchando, si es posible, una música suave y relajante. La música que contiene sonidos de agua de la naturaleza en general es la más apta para comenzar esta técnica.

5. Sincroniza tu respiración con la del otro, hasta llegar a un ritmo muy lento que funcione y circule al unísono.

6. Comienza el masaje en la planta de los pies de tu pareja. Lentamente, ejerciendo una pequeña presión a los lados de las piernas ve avanzando por el centro de las piernas manteniendo siempre un movimiento ascendente.

7. En el hombre, se debe hacer una leve fricción siguiendo la ruta ascendente de las piernas, por las caderas hasta la zona de la pelvis. Si es posible, se debe utilizar los aceites esenciales en la zona de los testículos. Esto servirá para reactivarlo y por lo tanto debe hacerse con extrema cautela y mucha suavidad.

8. En el caso de la mujer, en la zona pelviana se debe frotar el clítoris y la zona de los labios vaginales. El estímulo con los dedos debe ser suave pero directo.

9. Debes mantenerte atento a la zona de las yemas de los dedos ya que deben funcionar como radares energéticos, atentos a la más mínima sensación de placer que exprese el otro en cada movimiento digital.

ALGUNOS SIGNOS DE PLENITUD

El cuerpo se distiende, sus ojos se cierran, cambia el ritmo de la respiración que por lo general se torna más rápida y jadeante. En el caso de la mujer que desea ser penetrada, los orificios nasales se dilatarán y su boca quedará entreabierta. Otros signos en ambos sexos: el cuerpo se estremece y se constriñe notablemente. Si se llega al orgasmo, el jadeo se vuelve lento. La mirada sigue fijamente a la de la pareja como buscando la penetración. Debajo de la lengua, la saliva fluye abundantemente. En el caso de la mujer, las palpitaciones de su vulva se perciben fácilmente y está muy mojada.

10. Sigue avanzando con los masajes sobre el vientre y la zona de la ingle.

11. Con los dedos toca el cuerpo de tu amante de lado a lado en forma de espiral hasta llegar a los pectorales. Esta zona del cuerpo es altamente erótica tanto para las mujeres como para los hombres. Comienza rodeando la zona pectoral comenzando con círculos grandes que van haciéndose cada vez más pequeños alrededor del pezón, hasta llegar a estimularlo directamente.

12. Si a esta altura del masaje no han comenzado los juegos sexuales y el acto amatorio, continúa siguiendo la línea de la columna, ejerciendo leves presiones en los puntos terminales de cada vértebra hasta llegar al cuello.

13. Por último, es importante que estimules la zona de los oídos, en especial, el lóbulo, con una leve fricción yendo de adentro hacia fuera, ya que en ese sitio están reflejados todos los órganos del cuerpo. Sigue con un leve masaje en la cabeza, tratando de tonificar el cuero cabelludo. Por último, puedes hacerle un leve masaje en el rostro como haciendo una caricia en forma ascendente.

ZONAS ERÓGENAS PARA ELLOS

Los hombres guardan infinidad de misterios y tienen zonas muy sensibles en particular la espalda, el pecho, las piernas, los labios, y el trasero. Descúbrelas tú misma acariciando cada parte de su cuerpo y manteniéndote siempre atenta a la manera en que reacciona a cada caricia.

La zona erógena en los hombres es por excelencia el pene. Es importante acariciarlo, lubricando la zona teniendo mucho cuidado de utilizar movimientos ascendentes que partan de la base del órgano genital en forma de espiral hacia la punta. Durante la penetración, si se acaricia los testículos y la base del pene delicadamente y la zona anal, es posible provocarle un éxtasis multiorgásmico inolvidable.

ZONAS ERÓGENAS PARA ELLAS

Las mujeres tienen muchas zonas erógenas, y estas incluyen la cara, la boca, el cabello, el cuello, los senos, el vientre, la pelvis, el trasero, la espalda, la cintura, los mulsos, los pies, y los talones.

Durante el acto amatorio, puedes practicar la caricia interior, que como su nombre lo indica, consiste en acariciar el interior de la vagina muy suavemente con los dedos antes de penetrar, o acompañar la penetración con la mano lo que provoca más fluidez y excitación irresistible para la mujer.

Durante la penetración, es posible acariciar la vagina cuando estás dentro de ella, si la acaricias apretando y relajando tus dedos, como si le besases desde el interior, ella se derretirá en una deliciosa sensación de placer. Esta caricia se puede repetir también en la zona anal ofreciendo una sensación que aunque diferente, es igualmente placentera.

LA DIETA RADIANTE Y DESLUMBRANTE DEL ABRAZO

Esta dieta es maravillosa porque abrazar transfiere energía e inmediatamente genera un estímulo emocional de alegría. El contacto físico o la estimulación física son absolutamente necesarios para el bienestar emocional. Las manos alrededor del cuello o de la cintura y las caras juntas constituyen, sin duda, el abrazo más practicado como demostración de amor, de sincera amistad o de profundo afecto.

ABRAZOS NECESARIOS CADA DÍA

Cuatro abrazos al día son necesarios para sobrevivir

Ocho para mantenernos en forma

Doce para evolucionar como seres amorosos

Quince para tener las suficientes defensas corporales

Veinte para ser feliz ese día

Veinticinco para vencer toda emoción negativa

Treinta para estar brillante y magnético

Cuarenta para tener éxito en todo lo que emprendas

Varias investigaciones científicas y psicológicas han demostrado que en el caso de los bebés prematuros que carecen del contacto físico, un pequeño abrazo puede ayudarlos a crecer y prosperar teniendo siempre un efecto positivo en el desarrollo de los niños y su inteligencia.

En el caso de las personas mayores, el abrazo es importante para no sentirse solos. Debido a las pérdidas emocionales sufridas después de cierta edad todas las personas necesitamos abrazos, sin excepción.

Ejercicio para Mantenerse en Forma con Abrazos

Realiza una lista de los abrazos más significativos de tu vida, y recuérdalos uno a uno. Pronto observarás que te sientes tan feliz que comenzarás una nueva lista de todas las personas y formas que deseas abrazar en ese momento.

FUNCIONES Y BENEFICIOS DE LA DIETA DEL ABRAZO

Exalta la bienvenida

Despierta las sensaciones

Estimula la autoestima

Ayuda a la reconciliación

Disuelve los momentos de tensión o nerviosismo

Afirma la existencia del otro, permitiendo abrimos al amor

Llena los sitios vacíos en nuestras vidas

Acaba con la monotonía o la tensión

Termina con la depresión

Aumenta el deseo de vivir

Cura la timidez

Estimula la sexualidad

Provoca sex appeal

Ayuda a sentirnos queridos y reconocidos

Si logras cuarenta abrazos, recuerda que tendrás un éxito asegurado ese día, pero lo más importante es que provocarás felicidad en cada persona que abraces, porque el abrazo natural es contagioso.

Recuerda que cuando abraces también existen diferencias e infinidad de abrazos y cada uno de ellos dice algo muy concreto: el fraternal, el amistoso, el amoroso y el sexual.

Hay múltiples posibilidades de enlazar dos cuerpos con los brazos e incluso con las piernas, pero siempre es posible inventar nuevas formas. Lo importante es saber cuál es el propósito de tus abrazos diarios.

Abrazos Eróticos

Es importante practicar el arte de abrazar, en especial en el acto sexual. El abrazo erótico permite sentir el cuerpo del otro y fundirse en uno sólo con la pareja. Muchas veces, la rutina nos hace olvidar la importancia de sentir a la pareja, y no sólo en el plano sexual sino también en el personal y amistoso. Existen varias clases de abrazos eróticos:

Abrazo de contacto: Cuando la pareja se abraza naturalmente, el típico abrazo del encuentro. Es el abrazo que se da antes o después de un beso.

Abrazo de opresión: Cuando una persona oprime con fuerza el cuerpo de la otra contra un muro o una pared.

Abrazo de frotamiento: Cuando los dos amantes frotan sus cuerpos uno contra el otro.

Abrazo de penetración: Cuando el hombre está sentado y la mujer se inclina y se sienta sobre el hombre, tocando con sus pechos a su compañero dejando que él la penetre lentamente.

Abrazo de reptil: Cuando la mujer se abraza al hombre en el lecho igual que un reptil se enrosca a un árbol, con la cabeza inclinada hacia la de él con el deseo de besarle el miembro masculino.

Abrazo total: Cuando los amantes yacen sobre el lecho y se abrazan uno a otro tan estrechamente con los brazos y los muslos que uno rodea totalmente al otro.

Abrazo de oso: El hombre se sienta al borde de la cama con las piernas abiertas, la mujer desciende sobre el pene sentándose sobre el regazo de su compañero y completando la penetración, ya sea después de una estimulación previa de besos y caricias o lentamente. Luego el hombre abraza a la mujer con las piernas sobre su cintura atrayéndola hacia sí para que el orgasmo y la unión sexual sea lo más plena posible. Según el Kamasutra, esta es una de las posiciones sexuales más eróticas de todas.

Practica la dieta del abrazo y muy pronto te sentirás tan feliz que cada minuto de tu vida abrazarás de agradecimiento y felicidad ¡a este libro!

LA DIETA DE LOS BESOS

Un beso dado con amor enciende toda la luz que hay en el interior de los seres humanos, provoca ternura e irradia todo un arco iris de colores.

¿Qué se puede decir del beso, que millones de poetas, artistas y músicos no hayan ya expresado? El significado de la palabra beso en español, proviene del latín *basium*—acción de besar—besar del latín *basiare,* tocar algunas cosas con los labios contrayéndolos y dilatándolos suavemente, para manifestar amor, amistad, o reverencia.

En inglés "kiss" deriva del germano "kuss," se cree que la palabra nació de la imitación del sonido que se hace al besar.

Besar es la manifestación universal del cariño que se profesan las personas, es una fuente de erotismo en todas las culturas. Independientemente de la pasión o de la emoción que lleve asociada, un beso combina todos los sentidos. Si cada sentido, por separado, es capaz de producir una fuerte reacción emocional, todos juntos pueden fácilmente transportarnos al cielo.

La dieta de los besos puede hacer mucho en una relación. Practica todas las instrucciones de esta sección del libro y recomiéndalo a tus amigos, ayudando a crear un mundo más feliz y amoroso.

El Primer Beso

El beso suele ser el primer acercamiento físico con una nueva pareja. Y ese primer contacto puede llegar a ser tan importante como para decidir si tendrá lugar una segunda cita o no. Quizás seamos las mujeres las que le damos más importancia al primer beso, ¿o no? ¿Cómo fue tu primer beso?

Yo todavía recuerdo mi primer beso como si fuera hoy, y la verdad es que fue hace muchos años porque aun no había cumplido trece años, y estaba en el último año de la escuela primaria. Todo ocurrió en una fiesta de cumpleaños de una compañera de colegio y el chico que besé era su primo. Era un chico muy lindo, tendría alrededor de quince años, y me gustaba mucho. Recuerdo que yo siempre lo miraba mientras andaba en bicicleta por el barrio. No recuerdo muy bien el nombre del que terminó siendo mi primer novio, aunque creo que se llamaba Héctor. Aunque no tengo buena memoria para la información fáctica, sí poseo una gran memoria para los sentimientos, los sueños, las experiencias sensoriales y espirituales. Él me invitó a bailar varias canciones de rock, y luego una canción romántica, de esas que se bailan abrazados y muy cerca.

Luego de esa primera canción romántica me llevó a una parte de la casa más reservada donde me abrazó y muy suavemente me dio lo que fue mi primer beso en los labios. Yo sentí que volaba, mi cuerpo levitaba del piso como a medio metro. Mientras me besaba, literalmente comencé a ver estrellitas, sentía que flotaba en el cielo. Mi nivel de conciencia se había alterado y expandido notablemente y había penetrado en un mundo de ensueño y de magia. Se asemeja a lo que desde entonces he sentido muchas veces cuando he meditado o en experiencias con diferentes maestros que he tenido la suerte de conocer. Fue casi una experiencia divina.

Ese día descubrí lo que es la sensación más bonita del mundo: el amor. Aunque ahora estoy felizmente casada y enamorada, nunca olvidaré ese bello y puro primer beso. Creo que ese primer beso duró menos de tres minutos pero para mí fue más o menos una experiencia trascendental.

Recetas para Besar

El primer beso no siempre puede ser bello, para muchas personas puede ser bastante difícil, especialmente para las personas que son muy tímidas, que temen en extremo ser rechazadas.

El beso es por definición la expresión de un sentimiento y por ello es que besamos desde la primera vez en forma totalmente intuitiva, ya que no es asignatura en el instituto. Pero, respetando la intuición y el sentimiento, hay ciertas pautas lógicas que debemos tener en cuenta.

Sin duda, cualquiera puede experimentar y encontrar la diferencia entre un sencillo contacto labial insípido e insignificante y un beso profundo y apasionado. Existen mujeres (especialmente las practicantes del Tao) que pueden alcanzar un verdadero orgasmo por medio únicamente del beso adecuado.

La boca, los labios y la lengua responden a movimientos totalmente voluntarios, a diferencia de los genitales que responden a gestos completamente involuntarios que no siempre podemos controlar. Por lo tanto, existen técnicas diseñadas para liberar la energía sexual y espiritual a través del control de los músculos de la boca al besar.

La Dieta de los Besos para Cada Día

He aquí una lista de besos con los que puedes experimentar cada día del mes:

El beso de reconciliación: El hombre mantiene los labios unidos a los de su compañera hasta que a ella se le pase el enojo.

El beso misterioso: La mujer, excitada por la pasión, besa al hombre cubriéndole los ojos. Cerrando sus propios ojos, le introduce la lengua en la boca al hombre y la mueve de un lado a otro.

El beso superior: Llena de deseo, la mujer besa el labio inferior del hombre mientras él atrapa el labio superior de ella con sus dientes y ambos se mordisquean mutuamente.

El beso del terrón: La mujer toma los labios de su compañero con los dedos, pasa la lengua sobre ellos y los muerde.

El beso del cofrecito: Tanto el hombre como la mujer besan el interior de la boca del otro.

El beso de jueguito: Se adelantan los labios como para dar un beso, poniendo la boca como para besar, luego, se sacan los labios de manera incitante, jugando una y otra vez hasta que se llega a dar un beso profundo.

El beso del despertar: Cuando uno de los dos ha estado ausente por algún tiempo y regresa para encontrar al otro durmiendo solitario. El que llega besa al otro y va aumentando la presión del beso hasta que despierta a su amante.

El beso del dulce contacto: Cuando la pareja pone sus labios en contacto, simple y dulcemente.

El beso de aspiración: La mujer toma el labio inferior de su pareja y lo introduce en su boca mientras el hombre ejerce un movimiento de succión en los labios de ella.

El beso de penetración: La mujer toca con su lengua los labios del hombre y cerrando los ojos toma al hombre por la sien e introduce la lengua dentro de la boca de su pareja y viceversa.

El beso negro: Cuando el hombre o la mujer besa a su amante en la zona anal.

El beso desesperado: Cuando muy excitados, el hombre y la mujer se besan el uno al otro en todo el cuerpo.

El beso de presión: Uno de los amantes aprieta fuertemente sus labios contra el labio inferior del otro y de la misma forma el otro lo hace también.

El beso mágico: Uno de los amantes acaricia el labio del otro con el índice, a la vez que besa y penetra la boca con la lengua. Mientras tanto, sigue acariciando el contorno de los labios con el dedo, como si fuera una varita mágica.

El beso reptil: Los amantes introducen sus lenguas mutuamente, tocando y acariciando los dientes y el paladar.

El beso adicción: La pareja no se despega los labios mientras sigue efectuando alguna otra tarea.

El beso elefante: Ambos estiran sus labios haciendo todo lo posible por imitar la trompa de un elefante y se besan.

El beso distraído: Cuando uno de los amantes está distraído y el otro le acerca la cara. Tocando su mejilla, el que va dar el beso sorpresivo, parece que solo colocará su mejilla contra la mejilla de su pareja. Pensando que sólo se trata de un acercamiento dulce de los dos rostros, el amante cambia la posición abruptamente, se coloca de frente y le da un beso intencionado muy intenso y apasionado en los labios, torciendo en forma sorpresiva y placentera la cara de su amante.

El beso para siempre: Los amantes se abrazan y se acarician por un largo rato y luego con un gran deseo se prodigan un beso en los labios por más de diez o quince minutos.

El beso pajarito: Un beso corto y rápido, como un pájaro que comió y voló.

El beso mordisco: Si son administrados con moderación, los mordisquitos también pueden ser sumamente estimulantes. Un amante besa los labios del otro dándole un leve mordisco.

El beso sadomasoquista: Uno de los amantes de la pareja golpea con la lengua cuando va a besar al otro, penetra con su lengua la boca del amante y la lengua actúa en forma de látigo sobre la lengua de su amante, dando una especie de golpecito. Este beso se puede realizar en cualquier parte del cuerpo o en los labios del otro y luego se intercambia la pareja.

El beso fetichista: Uno de los amantes desplaza la boca besando todo el cuerpo de la pareja, pero solamente sobre las partes que se encuentren cubiertas. Por ejemplo, le da besos sobre los zapatos, la media, la camisa, la pollera, el pantalón, o en el cabello, pero no sobre la piel. Hasta que la pareja obligue al que está besando a hacerlo en los labios.

El beso al desnudo: Uno de los amantes se saca una prenda con la condición que el otro lo bese, hasta quedar desnudo. El otro puede jugar a lo mismo, para igualar la situación.

El beso palomita: Es el beso de contacto de labios bien sabroso, húmedo, con sabor y fresco que nos hace volar.

El beso erección: Es el beso lento y sensual pero muy apasionado que da la mujer primero en la oreja del hombre pasando por el cuello y luego en la boca, ¿puedes imaginar lo que sucede?

El beso en cámara lenta: La pareja comienza a besar todas las partes del cuerpo de su amante en un ritmo muy lento y preciso.

El beso jugoso: La pareja intercambia con la boca su jugo o bebida preferida (ver recetas en besos y sabores).

El beso del Kamasutra: Encontrar alguna de las posiciones descritas en el sector que explica sobre el Kamasutra para cada día y besarse sin detenerse en todas las partes del cuerpo.

El beso de cocinero: La pareja juega a que están preparando una comida especial y colocan distintos ingredientes y especies aromáticas en diferentes partes del cuerpo para luego succionarlas. Debe tenerse cuidado con la zona anal, genital y los ojos porque pueden arder.

El beso de despedida: Cuando uno de los dos se va de viaje, la pareja se besa larga y apasionadamente como si fuera para siempre.

El beso musical: La pareja juega a quien hace el ruido más cómico o armónico al besar al amante.

Algunos Consejos Útiles para Besar

I. CUIDA TU ALIENTO.

Sobre todo si fumas, ya que el beso debe ser una sensación refrescante, limpia y debe generar alegría y excitación. Cuando el mal aliento es constante, la persona amada puede comenzar a perder interés en besar. Para mantener el aliento siempre fresco e irresistible puedes beber té de menta: *(Mentha ssp.)* ya que contrarresta el efecto de los productos que generan el mal aliento y refresca. Se recomienda una infusión de una cucharadita de planta seca por un vaso de agua, y tomar de 3 a 4 tazas de té de menta al día.

También recomiendo utilizar hojas de eucalipto *(Eucalyptus globulus)* porque es rico en componentes bactericidas. Puede utilizarse en forma de enjuague bucal disolviéndolo en una infusión de agua de dos a tres hojas de eucalipto en un vaso de agua, preferiblemente hervida, pero no muy caliente. El romero, *(Rosmarinus officinalis)* también tiene las mismas propiedades que el eucalipto y puede utlizarse de manera similar, haciendo enjuagues con la preparación de una infusión de flores secas en un litro de agua previamente hervida.

2. LA SALIVA

Es importante siempre tragar saliva antes de besar. Los besos húmedos pueden ser interesantes pero cuando la saliva es demasiado abundante el intercambio de fluidos orales puede ser desagradable para la otra persona.

3. LOS MÚSCULOS FACIALES

Los músculos faciales precisan de un entrenamiento que también sirve para realizar las expresiones de la cara y para mantener una boca sensual. Para mantener estos músculos en forma, todos lo días se debe realizar una serie de auto masajes en la cara para ganar elasticidad. Estas técnicas están destinadas a aquellas mujeres en las que la flaccidez aún no es evidente. Para ejercitar los músculos faciales hay que reírse de oreja a oreja, fruncir el ceño y encoger la nariz. También es bueno bostezar, mover y torcer la boca de derecha a izquierda, así como hinchar las mejillas como si fuera a soplar. Estos ejercicio son suficientes para ejercitar los labios.

4. LOS LABIOS

Recuerda que tus labios son el punto más sensual de tu cara y lo mejor de todo es que son los que le dan forma y sabor a los besos. Para mantener una dieta adecuada de belleza y de besos, la primera regla es mantenerlos hidratados con vaselina, manteca de cacao, crema humectante o caléndula que es maravillosa.

SECRETOS DE BELLEZA PARA BESOS IRRESISTIBLES

Para Ellas . . .

A los hombres les gusta ver una boca súper sensual, y esto implica un buen maquillaje. Paradójicamente, la mayoría de los hombres odian besar a una mujer con labios muy pintados, aunque no lo digan abiertamente. Por ello, si lo deseas, retira un poco de tu maquillaje labial antes de besar.

Lo importante para dar un beso inolvidable es saber que el punto que vuelve locos a los hombres es cuando penetras su boca, juegas y tocas su lengua con la tuya. Muchas mujeres sienten vergüenza de penetrar la boca del hombre con la lengua, porque este acto tiene una gran implicancia sexual. Tocar y jugar con la lengua es algo muy sensual, trasgresor y muy erótico, que pocas mujeres se animan a realizar en el primer beso. Justamente por esta razón es que a ellos los sorprende y les gusta. Aprende y practica los besos en la sección de la dieta de los besos de este libro. Estudia la forma de besar con el beso penetrante, el beso sadomasoquista y el beso de jueguito. Disfruta y besa cada vez más.

Para Ellos...

Todos los tratados eróticos establecen que el labio superior de la mujer es una de las zonas más erógenas de su cuerpo, incluso se hace referencia al canal nervioso que une directamente el labio superior con el clítoris.

El Kamasutra indica que si el hombre estimula el labio superior de su compañera mordiéndolo y succionándolo suavemente, mientras ella juega con el inferior de él, es muy posible que se provoquen olas de placer para ambos.

La técnica japonesa Shiatsu hace referencia también a que el masaje tanto con la lengua, como con los dedos en el labio superior en la mujer puede liberar energía sexual y estimular el deseo erótico.

Cuando beses a una mujer, endulza tu boca utilizando cualquier producto que sea hecho con canela, menta, chocolote, fresas, o guindas. El beso dulce y tierno para muchas damas es uno de los estímulos más eficaces. ¡Harás que nunca olvide tu sabor, y la dejarás ansiosa de probar más!

Visualiza un Mundo de Besos

Si te sientes deprimido, si tienes problemas con tu pareja, si tienes la autoestima por el suelo, o si no te estás sintiendo deseado o amado cuando lo necesitas, piensa que todo es reflejo de "tu pensamiento hacia tu amor propio." En estos casos, la magia de la visualización puede hacer milagros.

Realiza el siguiente ejercicio:

1. Trata de relajarte y elegir un lugar tranquilo. Si lo deseas, aromatiza el lugar con incienso o con un perfume.

2. Busca una música tranquila y trata de vestirte lo más cómodo posible. Acuéstate en un lugar donde te sientas a gusto.

3. Visualiza cada una de las células de la piel de tu cuerpo e imagina que se convierten en pequeños besos con diferentes características y colores, por ejemplo: rojos, vitales, dulces, sanos, amorosos, brillantes, ardientes, sensuales, atractivos.

4. Imagina que abrazas tu cuerpo y te acaricias en tu imaginación o realmente colócate los brazos alrededor tuyo. Cuando logres sentir que realmente te amas, imagina la persona que deseas enfrente tuyo.

5. Bésala y abrázala en tu imaginación.

En el tiempo menos pensado podrás comprobar cómo la energía de tu amor puede hacer milagros en tus relaciones. Ahora sólo espera, y verás que los besos y abrazos acudirán a ti. La magia del amor con su actuación natural nunca falla.

Los Besos Eróticos y sus Zonas

Un beso erótico no es necesariamente un beso brindado en una zona genital. El beso erótico expresa la intención manifiesta de un amante de despertar el deseo sexual del otro. Un beso muy apasionado en el cuello, por ejemplo, puede ser un beso erótico.

Los besos eróticos son una inspirada revelación cuya frecuencia en la pareja aumenta con la práctica, debido a su bajo riesgo y a su alto grado de placer. Un beso erótico apasionado y enloquecedor requiere emplear correctamente los labios, la lengua y la boca para elevar el momento íntimo al máximo. En la ideología del Kamasutra, la boca es análoga en erotismo al martillo de jade (pene) y a la puerta de jade (vulva), y la región fronteriza entre la piel y las membranas mucosas se caracteriza por ser altamente sensitiva. La sensibilidad provocada puede aumentarse con los movimientos constantes de la lengua, siempre que no sean rápidos o que provoquen sensación de ahogo en la pareja. Las zonas ideales para los besos eróticos son:

- ♥ **Ojos:** Los besos en esta parte del rostro son sutilmente encantadores ya que los ojos son una de las zonas más olvidadas del contacto amoroso. Los nervios parasimpáticos de los párpados pueden ser estimulados con algunos besos suaves sobre los ojos cerrados, produciendo una relajación que hace más sensible al acto sexual. Es recomendable no utilizar mucha saliva o la lengua en esta parte, sino simplemente los labios apenas húmedos.

- ♥ **Oídos:** Como prólogo al contacto erótico, las orejas resultan muy sensibles a la estimulación oral. Para los hombres, en particular, resulta ser una zona muy sensual y puede provocarle una erección rápida. El lóbulo de la oreja, la cavidad del pabellón auricular y la zona de detrás de la oreja aumentan su sensibilidad durante la excitación sexual.

- ♥ **Boca y lengua:** La sensibilidad de los labios aumenta con la excitación haciéndolos muy sensibles al roce y la caricia de otros labios. La lengua permite un juego activo con las diferentes zonas del cuerpo.

- ♥ **Nuca, cuello y hombros:** Con las manos o la boca se pueden estimular estas zonas de especial sensibilidad produciendo placeres escalofriantes. La zona del cuello tiene un poder especial de atracción tanto para hombres como para mujeres, es simbólicamente la unión de la mente y el cuerpo. Es una zona misteriosa donde a todos nos gusta recibir tanto masajes como besos. El cuello, en particular la parte posterior, es un área muy sensible, al igual que los costados del cuerpo. La aceptación de besos prolongados en el cuello significa que la mujer esta dispuesta a aceptar besos por todo el cuerpo. Además, todos tenemos algo de vampiros, para desear succionar esa parte tan sensual.

♥ **Parte interna del antebrazo y zona interna alrededor del brazo:** Estas zonas también tienen tendencia a ser olvidadas y es una pena, ya que es interesante ver cómo una suave estimulación manual puede ser placentera, pero siempre y cuando se evite producir cesquillas. La zona del antebrazo es famosa por su simbolismo muy romántico. Un hombre que besa en esa zona por primera vez a una mujer, esta mostrando un cierto aire de caballero aristocrático.

♥ **Senos:** Tanto en el caso de la mujer como en el del hombre, el hecho de besar, succionar y lamer los pezones del otro puede llevar a altos niveles de placer. Varios estudios han demostrado que si se besa o acaricia a un hombre durante unos minutos en esta zona, esto lleva sistemáticamente a una erección. ¿Porqué privarse de una estimulación eficaz y agradable? Algunos minutos bastan, y si te gusta explorar el cuerpo, harás que descubra más placer. En las mujeres es sin dudas unos de los lugares más erógenos, si se acarician suavemente con algún aceite lubricante, o si se besan con la lengua rígida siguiendo movimientos circulares una mujer puede llegar al orgasmo, con solo esa sensación. El resto de la zona mamaria requiere una estimulación muy suave.

♥ **Vientre:** El vientre es una zona de gran fragilidad. No está protegida por huesos, como el tórax o la pelvis y por lo tanto se trata de un lugar tierno y sensible. Para abandonarse a la pareja, hay que tener bastante confianza, para dejarse besar y tocar en esa zona, ya que produce cierto rechazo en muchas personas. Recuerda los animales que se dejan acariciar al vientre, se encuentran en posición de desventaja o debilidad. Aceptar recibir placer en este lugar, descubrir su vulnerabilidad, es entregarse. Puede ser muy sensual y mucho más estimulante si añades un movimiento progresivo hacia la zona más erótica.

♥ **Ombligo:** Ésta área y su contorno es muy sensible. La mayoría de las mujeres y los hombres saborean los besos y las caricias realizadas con las yemas de los dedos, los labios, el pene y los senos en esta zona.

♥ **Cintura y cadera:** Acariciando y besando suavemente toda la superficie de estas partes se produce una estimulación suave que puede combinarse con otras caricias y golpeteos de mayor intensidad.

♥ **Espalda:** A los lados de la columna vertebral se encuentran una serie de nervios que pueden estimularse muy efectivamente por medio oral o manual, siempre en sentido ascendente. La zona más sensible de la espalda son las terminales nerviosas de la columna, la mejor y mas rápida para estimular es la zona del hueso sacro, que es la que está al final de toda la columna. Explorar con caricias esa zona es muy interesante. Por ejemplo, besar la zona baja de la columna, alrededor de la zona sacra y la pelvis. Realiza las caricias en diferentes ritmos y besa esas zonas con distintas intensidades. Por ejemplo: besa con los labios en una parte y en otra zona de la espalda, desliza tu lengua por la piel de tu amante.

♥ **Perineo:** El perineo es la zona comprendida entre los órganos genitales y el ano. Esta zona resulta sensible a la estimulación manual y oral.

♥ **Ano:** Esta es una zona de gran sensibilidad. Cuando se besa esta zona tanto en el hombre como en la mujer, su estimulación sensibiliza toda la plataforma multiorgásmica en los dos sexos.

♥ **Dedos:** La receptividad nerviosa de los dedos es utilizada continuamente para sentir las texturas, formas y rugosidades de las cosas. Esta sensibilidad los convierte en un medio muy adecuado para sentir el cuerpo de la pareja y besar los dedos en forma sensual, introducirlos en la boca puede ser una manera muy excitante de provocar a tu amante.

También es interesante activar las distintas partes mencionadas anteriormente con mordiscos muy leves prodigándolos siempre con mucha delicadeza y observando la reacción de su pareja. Muchas personas disfrutan de estos mordiscos incluso durante el acto sexual.

Un beso, un abrazo o una caricia pueden durar un segundo pero puede unir las distancias, disipar las diferencias y cambiar toda nuestra vida. Practicando las dietas de este parte del libro, observarás que no sólo te convertirás en una persona más encantadora y amorosa, sino que además sentirás tanta alegría que hasta el sol te guiñará un ojo cada día. Las células de tu cuerpo se sentirán tan amadas que tu alma cantará una nueva melodía y resonará con sus sonidos en el corazón de quien contactes.

Cuatro

LA DIETA DE LA INTELIGENCIA ERÓTICA

*Modelo tu cuerpo con caricias de pasión, creando una sinfo-
nía de placer, y con inteligencia voy encontrando tus fantasías, como un tesoro oculto. Deseo ser tu creador y tu autor
para perfeccionar contigo el arte de hacer el amor.*

DESPERTAR AL MÁXIMO TODOS LOS SENTIDOS

La inteligencia es la capacidad del ser humano para adaptarse con
eficacia y confianza al medio social, afectivo (pareja, amigos, familia, etc.) y laboral. El elemento más importante para el desarrollo
de la inteligencia es la estimulación completa de los cinco sentidos:
tacto, gusto, vista, oído, olfato. Cuando tenemos todos nuestros

sentidos en armonía podemos salir al mundo sabiendo reaccionar, pensar, sentir y gozar. Además, la estimulación permanente de los cinco sentidos es el principal mecanismo que nos ayuda a alimentar la imaginación y la creatividad. La motivación de los sentidos nos conecta y ayuda a intensificar nuestro conocimiento del mundo que nos rodea y a percibir cómo es nuestra relación con los demás.

¿Qué es la inteligencia erótica, entonces? Es la máxima expresión en el acto de amar porque en una relación sexual y afectiva, nuestro cuerpo está abierto a todas las sensaciones. Todos los sentidos funcionan y se adaptan al cuerpo del otro en forma inteligente. Si practicamos este acto con una conciencia total de nuestros sentidos, podemos explorar con inteligencia el erotismo y sus maravillas. Cuando una persona excitada vibra con todo su cuerpo, sus sentidos se despiertan, sus emociones fluyen y su pensamiento toma otra velocidad porque su mente comienza a volar en un estado de ensoñación o fantasía.

Al despertar los sentidos la energía corporal se revitaliza y activa, la energía emocional puede desplegarse y la conciencia interna comienza a ser testigo de toda la plenitud del sexo y del amor.

LA DIETA DEL TACTO

El acto de tocar es como cualquier otro mensaje que enviamos, es la parte directa de la comunicación de un cuerpo con el otro y puede provocar tanto reacciones positivas como negativas. Hay situaciones que facilitan o inhiben el comportamiento táctil. Es interesante destacar que un mensaje táctil puede confirmar o bien contradecir la información enviada por el emisor al receptor. Aunque hemos desarrollado ya el tema del tacto en La Dieta Estimulante y Renovadora de las Caricias (pág. 41), he aquí algunos ejemplos de momentos en los que el tacto puede ayudar a facilitar la comunicación:

♥ Cuando se está dando información o consejo, se puede tocar o rozar a otra persona, más que cuando se está recibiendo la información o el consejo.

♥ Cuando se está dando una orden a alguien, se puede tocar a la otra persona más que cuando se está recibiendo una orden.

♥ Cuando se pide algo, hay más posibilidades de obtenerlo cuando se toca a la persona a la que se le está pidiendo.

♥ Cuando se trata de convencer a alguien.

♥ Cuando la conversación es profunda y se involucran los sentimientos de los participantes.

♥ Cuando se está en una fiesta con amigos.

♥ Cuando se reciben mensajes penosos.

♥ Cuando algo llama la atención, se tiende a tocar el objeto o la persona.

♥ En las despedidas o llegadas.

♥ Cuando se quiere que alguien note tu presencia.

Si quieres profundizar la conexión que tienes con tu pareja, y deseas lograr una relación erótica inteligente estimulando el sentido del tacto, practica el siguiente ejercicio antes de hacer el amor:

Tacto al Desnudo: Ejercicio para Dos

Este ejercicio puede llegar a ser muy excitante y lleno erotismo para una pareja establecida o para una que recién comienza.

Mientras están desnudos, tomen un pañuelo y ambos tápense los ojos, poniendo toda la atención en las caricias. Exploren el cuerpo a ciegas: permítanse explorar todas las zonas más insospechadas con el tacto y si es posible con los labios también para penetrar el mundo de los sentidos y lograr el éxtasis total. Recuerden que es muy importante preguntarle al otro qué le gusta y cómo le gusta. Comunicar es una de las leyes más importante de la dieta del amor, expresa lo que sientes y olvídate de las moralidades.

Este ejercicio de investigarse a ciegas estimula también el sentido del oído y ayuda a escuchar excitantes susurros. Cuando sus cuerpos vibren de pasión y el deseo se manifieste, realizarán el amor como un verdadero acto sagrado.

DIETAS CON GUSTO PERSONAL

Quisiera degustarte.
Encontrar todos los sabores dentro de ti.
Si me permites podré darte tanto placer
que cada célula de tu piel tendrá una nueva sonrisa.

Mapa de Sabores

Existen alrededor de 10.000 papilas gustativas que sirven para discriminar los diferentes sabores. ¿Cómo funcionan?

Estos detectores gustativos están organizados en la lengua de la siguiente forma: los gustos ácidos se registran a los lados de la lengua. Los amargos, en el fondo. Los salados se perciben en la superficie de la lengua y los dulces, centrados en la punta. Puedes experimentar la multitud de sabores que percibe tu lengua probando con distintos gustos a solas o bien practicar un ejercicio con tu pareja, degustando uno de los dos un sabor y con la lengua compartirlo con el otro, para ver cómo lo perciben.

Si deseas profundizar en este juego, trata de hacerlo con dos sabores a la vez para no saturar las papilas gustativas. Por ejemplo, probar un sabor dulce, una cuchara de crema o un helado de vainilla, y compartirlo. Luego de saborearlo durante unos diez minutos, probar un sabor ácido como un limón o pomelo y compartir la sensación con el otro, para saber y percibir cómo lo siente.

Los besos son otra excelente forma de experimentar con sabores y sensaciones de la boca. En la sección titulada *La Dieta de los Besos* (pág. 56) encontrarás una lista de todos los diferentes tipos de besos que puedes experimentar con tu pareja. ¡Diviértanse!

Cuando el Sexo Entra por la Boca

El sexo oral es otra manera muy divertida y excitante de experimentar todos los sabores que posee tu amante. Además, con esta forma de contacto erótico puedes sentir y percibir las diferentes reacciones de goce que tiene tu pareja, ante el estímulo creado por tu boca.

El sexo oral es una forma muy sofisticada y perfecta para explorar, provocar y medir la intensidad del ritmo sexual de tu pareja. A medida que lo practicas, puedes graduar y observar como evolucionan las sensaciones y los deseos eróticos de tu pareja, hasta llegar a la etapa del orgasmo. Con esta técnica puedes regular y manejar la energía sexual y generar en el otro todo el éxtasis que estés dispuesto a dar y recibir en cada acto amatorio.

Consejos para Practicar el Sexo Oral Mucho cuidado con los dientes: Es mejor evitar del todo el contacto con los dientes. Cualquier roce debe hacerse siempre con mucha delicadeza porque de otra manera puede provocar el efecto contrario a la excitación.

A medida que notes que aumenta el nivel de excitación de tu pareja, incrementa tú también el vigor de tus caricias.

Mantente siempre atento a sus gestos y a su lenguaje corporal. Te indicará qué es lo que más le excita y, por consiguiente, dónde debes insistir.

FELACIÓN

Es la forma de nombrar el sexo oral que estimula, a través de la boca o lengua, los genitales masculinos hasta alcanzar la excitación total (erección) o la eyaculación. A continuación, algunos consejos para favorecer el goce pleno de los dos integrantes de la pareja:

1. Forma una 'O' con los labios y colócalos cuidadosamente en la punta de su miembro moviendo la cabeza en círculos giratorios diminutos.

2. Con los labios cerrados, recorre todo el miembro desde el tronco hasta la punta. Primero hacia un lado y luego hacia el otro.

3. Toma la punta de su pene suavemente entre tus labios y con giros rápidos bésalo tiernamente tirando hacia atrás de su suave piel.

4. Permite que el glande se deslice completamente en tu boca y presiona el tronco firmemente entre tus labios. Sostén la presión un momento antes de soltar.

5. Forma de nuevo un círculo con tus labios y besa a todo lo largo de su longitud, succionando y acariciando con tu lengua al mismo tiempo.

6. Mientras besas, permite que tu lengua "aletec" por todo su pene acabando en el extremo. Golpea con ella repetidamente la sensible punta del glande.

7. Permite que su miembro penetre en tu boca tan profundamente como te sea posible, presionándolo y chupándolo.

8. No te olvides de siempre acariciar los testículos con mucha delicadeza: es una zona sumamente sensible en el hombre, pero si son acariciados con destreza, pueden generar altos niveles de placer.

9. No soples nunca dentro en el pene. Puede ocasionar problemas funcionales.

10. Al terminar, la decisión es tuya, fuedes permitir o no llegar hasta el final y que él eyacule en tu boca. Igual que puedes tragarlo o no, según te agrade o no su sabor.

El sabor del semen depende en gran medida de la dieta de un hombre. Sería bueno por ejemplo evitar una felación después de que él haya comido espárrago, porque el semen puede ser muy amargo. Otro factor importante que determina el sabor del semen es el consumo de licores; en cambio, la leche, la miel y el jugo natural de frutas que no sean cítricos, producirán un sabor más dulce. Un ungüento fantástico para una gran experiencia oral del sexo puede ser miel, canela, zumo de manzana, o crema de chocolate.

CUNNILINGUS

Se llama cunnilingus cuando se mantiene sexo oral con una mujer estimulando la zona vaginal por completo y el clítoris. Las mujeres que disfrutan con el sexo oral generan un vínculo emocional muy especial con su pareja, y en algunos casos pueden llegar al clímax de forma más rápida que con la penetración.

En caso de que tu pareja tenga claro como le gusta el sexo oral y si quieres ser un experto en el en este arte amatorio, deja guiarte por ella. Escucha, presta atención y pídele que te explique cuáles son sus deseos y gustos, para que ella se sienta más cómoda con esta práctica.

Además, prueba estos consejos para desarrollar y lograr un sexo oral perfecto con tu mujer:

1. Con las yemas de los dedos, juega con su vello púbico. Pellizca los labios mayores, juntándolos y besándolos lentamente.

2. Ábrete paso separando sus labios suavemente con la nariz y permite que tu lengua acaricie su sexo.

3. Forma círculos lentamente con la nariz, los labios y la barbilla, y afirma tus labios a los de ella. Bésala profundamente como si estuvieras besándola en la boca. También puedes mordisquear y chupar suavemente el clítoris tomándolo entre tus labios.

4. Cuando notes que su sexo ya está muy húmedo, sopla suavemente. Provocarás en ella una sensación muy agradable.

5. Forma una "U" con la lengua y propíciale largas y suaves lamidas, comenzando en el clítoris y acabando en la entrada de su vagina.

6. Endurece tu lengua y juega con ella en la entrada de su vagina, intentando introducirla dentro. Si optas por introducir un dedo en su vagina, no lo hagas desde el principio. El placer que provoca el dedo "distrae" al que obtiene de tu lengua, que es mucho más sensual pero menos intenso.

7. Algunas mujeres cuando llegan al orgasmo, y durante un corto espacio de tiempo, no soportan que les acaricien el clítoris. Si este es el caso de tu pareja detente un instante y espera a que ella te haga saber cuando quiere que reanudes tus caricias y tus besos.

RECETA MATEMÁTICA QUE NO FALLA: EL 69

Esta es una receta china que tiene fama internacional y quienes primero la exploraron fueron los taoístas. El Taoísmo nos enseña que el sexo oral mutuo crea un circuito de energía muy estimulante para la pareja, porque contribuye a armonizar y fomentar vitalidad en las zonas erógenas del cuerpo.

"El 69" es una de las posiciones más placenteras dentro de las prácticas sexuales orales; se lleva a cabo invirtiendo su cuerpo con el de su pareja, de forma que mientras el hombre succione el clítoris de su pareja, la mujer por su parte besa el pene de su compañero acariciándole los testículos.

Generalmente la mujer se coloca encima del hombre con los genitales sobre la cara de éste y la boca sobre el pene. Sin embargo, existe una postura mucho más cómoda, en la que ambos están tumbados sobre el costado el uno a lado del otro, de forma flexionada, con las cabezas en frente del sexo del compañero.

Esta posición es una de las técnicas de estimulación oral más exitosas porque permite un intercambio mas íntimo y un balance perfecto, así la pareja puede llegar al orgasmo en forma sincronizada.

Para las mujeres que disfrutan del sexo oral existen productos en el mercado erótico de sustancias en forma de crema o aceites para ser colocadas en la zona de la vagina. Pueden sorprender al hombre con nuevas experiencias de sabor, por ejemplo, toronja, vainilla y manzana entre otros. Estos productos pueden cambiar el sabor de fluidos femeninos al mismo tiempo que fortalecen el sistema inmune y en algunos casos favorecen la desaparición de bacterias no deseadas.

Recetas Afrodisíacas para Enamorar

Dentro de la dieta de la estimulación de los sabores, nada mejor que una comida deliciosa y sabrosa que además contenga componentes afrodisíacos para la estimulación del cuerpo y la mente. A continuación, comparto contigo mis cuatro recetas afrodisíacas favoritas, para que las prepares con mucho amor y cariño a cualquier hora del día.

Licuado Orgásmico
(ideal para el desayuno o la merienda)

INGREDIENTES PARA DOS PERSONAS

6 fresas (pueden ser congeladas o frescas)

1 banana

1 taza de jugo de manzana

1 cucharadas de ginseng licuado

1 cucharada de miel

2 fresas para decorar

PREPARACIÓN

Mezclar los primeros 5 ingredientes en la licuadora. Si lo deseas puedes añadir hielo. Servir el licuado en vasos altos y decorar con las fresas. Tambien se pueden mezclar los ingredientes, cubrir el recipiente y enfriar por más o menos 2 horas. Servir frío.

Paltas de Venus
(como entrada de una buena cena o almuerzo)

Un aperitivo refrescante y poderoso afrodisíaco.

INGREDIENTES PARA CUATRO PERSONAS

3 aguacates o paltas

5 ramas de apio banco

una lechuga

3 huevos duros o tomates

4 cucharas de almendras crudas peladas

3 cucharadas de crema líquida

Aceite y limón

Sal y pimienta

PREPARACIÓN

Pelar los aguacates y cortar la pulpa en trozos iguales. Separar las hojas de la lechuga, lavarlas y extenderlas en la fuente donde se vaya a servir la ensalada. Quitar las partes duras del apio, así como las hebras y cortarlo en trocitos. Mezclar en un recipiente el apio con el aguacate y las almendras, sazonarlo con aceite, limón, sal y pimienta. Añadir por último la crema, revolverlo todo y extender sobre la lechuga. Adornarlo con el huevo duro o tomates cortados en rodajas.

Salmón adobado con Ginseng (plato para cena o almuerzo)

Este es un aperitivo ideal para comer antes de hacer el amor, da potencia, refresca, y en verano brinda los minerales necesarios para prolongar el acto por tiempo ilimitado.

INGREDIENTES PARA 4 PERSONAS

12 filetes de salmón ahumado

1 raíz pequeña de ginseng fresco

1 pepino

Brote de rábano

Pimiento rojo

Lechuga

Para la Salsa de Sésamo y Soja:

2 cucharadas de pasta de soja

1 cucharada de pasta de guindilla

2 cucharadas de sal de sésamo

2 cucharadas de ajo picado

1 cucharada de salsa de soja

1 cucharadita de azúcar

1 cucharada de vinagre

3 cucharadas de vino blanco

1 cucharada de aceite de sésamo

PREPARACIÓN DE LA SALSA

Mezclar todos los ingredientes para la salsa y colocar en un recipiente de aderezo.

Preparación del salmón enrollado:

Cortar el salmón ahumado en lonchas finas. Lavar el ginseng fresco con un cepillo y cortarlo longitudinalmente en tres partes. Cortar el pepino longitudinalmente en trozos, cortar todas las verduras en juliana. Se sumergen en agua helada y se escurren. Se colocan el pepino, el ginseng y todas las verduras sobre un filete de salmón ahumado abierto y se hacen rollos. Se agregan la pasta de soja, la pasta de guindilla, el ajo picado, la salsa de soja, el azúcar, el vinagre, el vino blanco y el aceite de sésamo a semillas de sésamo molidas y se mezcla todo bien para elaborar la salsa de sésamo y soja. Se sirven los rollos de salmón con la salsa de sésamo y soja.

Pasión de los Dioses
(perfecto como postre)

Esta receta es un Mouse de chocolate que puedes comer y compartir como postre en la cama o en la mesa con tu amante, todo depende de tu imaginación.

INGREDIENTES

1 sobre de gelatina sin sabor

2 cucharadas de agua fría

½ taza de agua caliente

1 taza de crema batida (chantilly)

6 onzas de chocolate semidulce derretido

2 claras de huevo, batidas a punto de nieve

1 pastel (queque) esponjoso

PREPARACIÓN

En un tazón pequeño esparcir la gelatina sobre el agua fría. Dejar reposar unos minutos y luego agregar el agua caliente. Revolver hasta que la gelatina esté disuelta totalmente. Dejar enfriar. Batir la crema hasta que forme picos (chantilly). Seguidamente, agregar el chocolate derretido tibio. Añadir también la gelatina disuelta y las claras de huevo batidas a punto de nieve. Apartar. A continuación, cortar el pastel esponjoso en cubos y colocar en un molde cuadrado. Después, verter la mezcla de chocolate sobre el pastel. Cubrir y refrigerar por varias horas. Servir frío.

DIETAS CON BUEN OLFATO

Eres un gran misterio de muchas energías que se combinan en muchas dimensiones. Acéptalo y muévete con sensibilidad profunda, con lucidez, percibe el aroma del amor. Cada uno de tus sentidos es la integración del éxtasis, que puedes regalar y darle a tu amado y esa acción será un perfume para toda la creación.

Aromas y Dimensiones del Placer

Nuestra cultura le da tan poca importancia al olfato que nunca hemos desarrollado un vocabulario apropiado para describirlo. Es casi imposible explicar cómo huele algo a alguien que no ha tenido la experiencia de ese aroma. Se puede afirmar que existen nombres para todos los colores, pero no para los diferentes olores. Sin darnos cuenta, tenemos la habilidad de percibir con el olfato ciertas sustancias químicas emitidas por personas a nuestro alrededor. La sexualidad y su magia están estrechamente vinculadas con el olfato.

Hay algunos olores que pueden llegar a estimular al máximo el erotismo, ya que el aroma funciona en forma inconsciente, y nos permite evocar situaciones muy primarias de la sensualidad que posiblemente no recordamos, como por ejemplo un olor de una etapa de la niñez, algo que nos causaba sumo placer. También una circunstancia de la adolescencia, que hemos olvidado, pero que sin embargo esa fragancia en especial nos refresca y relaja.

Para ser más conciente de la sensualidad que guarda cada aroma y cómo nos acerca a la persona que amamos, puedes practicar los siguientes ejercicios.

♥ **Para exitarse los dos:** Evoquen ese característico y único olor natural de ambos, ese aroma que percibieron la primera vez que estuvieron cerca. Déjense llevar por lo que sintieron aquella vez.

♥ **Para mantenerse cerca:** Cuando uno de los dos se encuentre de viaje la mujer puede utilizar una camisa suya para dormir. Él puede quedarse con una prenda suya para acortar la distancia entre los dos. Así, la presencia de tu pareja y su aroma te acompañará toda la noche.

♥ **Para intensificar los momentos después del sexo:** Sientan el olor de las sábanas después de hacer el amor. Es un olor siempre diferente, y ayuda a recordar cada momento como único.

♥ **Una receta maravillosa para reconciliarse y perdonar al otro después de una pelea:** Recuerden el olor erótico de la otra persona.

Recetas de Aromas Naturales

La vida sexual y las relaciones se pueden mejorar a través de la utilización de aromas o perfumes naturales. La estimulación del olfato provoca la reacción de las feromonas, que son sustancias químicas naturales de los organismos que estimulan la atracción sexual u otras respuestas genéticamente predispuestas. Aunque aparentemente no poseen un olor determinado, provocan reacciones eróticas a través de los receptores del olfato. Se ha comprobado científicamente que estas sustancias están sobre todo presentes en personas que están en período fértil de gestación. A través del estudio de las feromonas, los científicos buscan comprender cómo funciona el misterio de la atracción entre hombres y mujeres y cuáles son los elementos compatibles para la química sexual.

Utilizando la memoria inteligente del sexo, la pareja puede programar, a modo de ritual, determinados perfumes ambientales o personales para fomentar distintos estados de excitación o de sensaciones especiales en el momento en que lo necesiten. Pueden utilizar perfumes naturales para días especiales que la pareja crea más conveniente.

PERFUMES Y AROMAS

Crear un perfume es un arte porque como tal, es la expresión de todos los matices sensoriales del ser humano. Desde siempre, la humanidad asocia la sensualidad con el aroma de la madera, el romanticismo con el aroma de las flores y la vitalidad con aromas cítricos.

En la antigüedad, mientras que los romanos cultibavan los placeres para satisfacer al cuerpo y se preocupaban por la sensualidad de la apariencia, los egipcios utilizaban ungüentos para perfumarse y en un principio relacionaban el uso de aromas con la salud más que con la sensualidad.

A continuación encontrarás algunas recetas caseras de aromas naturales combinados en forma magistral para disfrutar toda la magia del amor.

Agua de Venus, Perfume Natural

Los ingredientes de este perfume tienen el poder de estimular los sentidos. Permiten relajar la mente, refrescar la piel y ayudan a la circulación. Combinados como en la siguiente receta sugestionan una situación erótica muy sensual. En especial, si la mujer se lo unta en forma de círculo cerca de las zonas eróticas, como por ejemplo, alrededor de los pezones, las axilas, también debajo de los pechos, en la nuca, en la zona de la columna baja, el ombligo. Es recomendable que deslice unas gotas de este perfume sobre sus manos o antebrazos.

INGREDIENTES

4 cucharadas de romero fresco triturado

3 cucharadas de menta fresca triturada

3 cucharadas de pétalos de rosa triturados

1 cucharada de piel de limón rallada

2 cucharadas de agua de azahar

2 cucharadas de alcohol o vodka

PREPARACIÓN

En una botella hermética de cristal o vidrio se dejan en remojo todos los ingredientes mencionados durante dos semanas. Luego se filtran los ingredientes y se escurren por completo. El líquido resultante se guarda embotellado por dos semanas más, hasta que el perfume madure por completo.

Esencia para Almas Gemelas, Perfume Natural

Este perfume puede variar sus elementos y puede ser compartido con la pareja para provocar la química sexual en total sincronía. La combinación de los aromas neutraliza las energías femeninas y masculinas y permite un balance más armonioso en la pareja. Podrás combinar tres aceites esenciales según tus preferencias.

INGREDIENTES DE BASE

14 cucharada grandes de alcohol etílico

2 cucharadas de agua de rosas

Luego, agrega una de las siguientes combinaciones de aceites esenciales según el ambiente que quieras crear:

♥ BERGAMOTA, LAVANDA, ROSA: Estos son aromas refrescantes, que pueden ser para primavera o verano, y se pueden utilizar por ambos sexos.

♥ ROMERO, SÁNDALO E YLANG YLANG: Estas esencias son perfectas para los hombres, les dan un atractivo casi magnético.

♥ HIERBA LUISA, JAZMÍN Y LIMÓN: Estos aceites son vigorizantes y tienen el poder de ayudar a renovar la energía física y mental. Pueden ser utilizados por ambos sexos.

♥ AZAHAR, ROSA, JENGIBRE: Esta combinación de aceites es la más popular entre las mujeres pues genera un clima de encanto y seducción.

PREPARACIÓN

En una botella o recipiente de cristal que cierre herméticamente introducir el alcohol con el agua de rosas y añadir 6 gotas de cada uno de los tres aceites esenciales que escojamos. Colocar la botella o recipiente cerca de una ventana en un lugar cálido (en la cocina, por ejemplo) durante tres semanas. Es importante remover el preparado todos los días. Pasadas las tres semanas se debe filtrar y envasar.

ELABORACIÓN

Este perfume puede rebajarse si se desea con agua destilada.

Elaborar cantidades pequeñas de perfumes, es preferible, ya que los aceites esenciales volátiles se deterioran con el transcurso del tiempo.

El tiempo máximo que debe de guardarse un perfume es de aproximadamente dos años.

Baños de Inmersión

Los baños de inmersión son tan saludables y placenteros porque nos recuerdan el útero materno donde el líquido amniótico nos amparaba con amor. Pueden llegar a ser tan reconfortantes y sensuales como la inmersión en un lago de aguas cristalinas, tan estimulantes como una larga noche de sueños placenteros y tan purificantes como volar con el alma hacia el cielo.

Los baños de inmersión son como un ritual especial para este mundo tan agitado, y por ello requieren de un poco de planeación. Aunque no son elementos imprescindibles para un baño de inmersión, es recomendable seguir las siguientes indicaciones para lograr el ambiente romántico y sensual deseado:

♥ Elegir una hora del día en la que no haya ruido en la casa

♥ Buscar un ambiente lo más tranquilo posible

♥ Mantener una actitud positiva

♥ Relajarse y tener plena confianza en la pareja

♥ Concentrarse en el deseo y visualizar que se cumple

♥ Mantener la mente abierta y tranquila para que la energía fluya hacia el objetivo elegido como un ritual mágico

♥ Iluminación semioscura y clima romántico

Elementos extras para un baño romántico:

♥ Champagne para saborear

♥ Un licor de crema Bailey's Irish Cream o algún otro que
te guste

♥ Algún alimento afrodisíaco como el chocolate, la miel, las
fresas, las frambuesas, etc.

♥ Limonada o jugos de frutas

♥ Incienso

Caricia de Flores:
Gel de Baño Natural

Si la pareja desea tener un momento privado para bañarse juntos e
iniciar una situación romántica o sensual pueden probar este gel de
baño de flores que tonifica la piel, mejora la circulación de la sangre y
estimula el buen humor.

INGREDIENTES

1 cucharada grande de flores frescas o secas molidas de lavanda
1 cucharada grande de flores frescas o secas molidas de tomillo
1 cucharada grande de flores frescas o secas molidas de
　　manzanilla
12 cucharadas soperas de jabón común rallado
Un vaso de agua
5 gotas de aceite esencial de lavanda o tomillo.

PREPARACIÓN

1. En un mortero, moler las flores hasta dejarlas bien pulverizadas de manera que se forme una pasta o polvillo.

2. Hervir agua en una cacerola y agregar el jabón rallado hasta que se disuelva del todo.

3. Retirar la cacerola del fuego y añadir las hierbas trituradas y el aceite esencial.

4. Dejar enfriar. Guardarlo en botellas etiquetadas en la nevera.

MODO DE EMPLEO

Se vierten de 3 a 4 gotas del gel en el guante de espuma mojado y se fricciona el cuerpo. Uno de los amantes puede friccionar el cuerpo del otro en forma circular estimulando las zonas eróticas en forma muy delicada y amorosa.

Piel de Ángel, Baño de Inmersión

Este baño de leche es relajante y además, se puede compartir en pareja para ayudar a nutrir y suavizar la piel antes de hacer el amor. La leche contiene substancias nutrientes que el cuerpo necesita y especialmente para que la piel luzca suave y joven. Tanto hombres como mujeres pueden beneficiarse de esta receta.

INGREDIENTES

½ tasa de leche en polvo (también puede ser leche de soja Silkmilk o WholeSoy)

¼ tasa de fécula de maíz (maizena)

¼ tasa de miel de abeja

de 5 a 9 gotas de aceite de jazmín en el caso de la mujer, de romero para el hombre y de aceite de lavanda o manzanilla para la pareja que desee realizar este baño juntos

3 cucharadas de agua natural o destilada

PREPARACIÓN

Coloca la leche, la fécula de maíz, la miel y los aceites en la licuadora o el procesador de alimentos. Añade el agua poco a poco, hasta que la mezcla se convierta en una crema sedosa. Luego embotellar el resultado y guardar en la nevera por una semana.

MODO DE EMPLEO

Para un baño aromático y relajante, echarle la deliciosa mezcla al agua caliente del baño, justo antes de entrar en la bañera. Disfruta al máximo de la dulce sensación que se irá apoderando de ti.

ELEMENTOS ADICIONALES

Enciende una vela aromática.

Si estás con tu pareja, aprovechen para compartir un leve masaje en los pies mientras se bañan.

Pueden escuchar su música favorita, y prepararse para ser acariciada y/o amado. Uno de los integrantes de la pareja puede comenzar por pasar el cepillo por todo el cuerpo de su amante (con excepción de los senos y la cara). El cepillo tiene que tener cerdas suaves que no rasguñen la piel. La idea es estimular la circulación y eliminar las células muertas. De esta manera los aceites pueden trabajar más efectivamente. Empiecen por las plantas de los pies, continúen con los dedos y la parte delantera de los pies y sigan hacia arriba. Pon especial atención a partes del cuerpo que estén secas o duras (evita los lunares prominentes). Observarán como la piel se revitalizará y estará radiante después de este tratamiento. Luego se deberán alternar y prepararse para hacer el amor.

Espuma Erótica, Baño Espumoso

No es necesario tener un jacuzzi en tu casa para disfrutar de un buen baño de espuma. Con unas velas y una música suave, puedes crear el ambiente perfecto. La siguiente receta es un aceite de baño espumoso que tiene varias propiedades:

Hidrata la piel y ayuda a prevenir la resequedad. Protege la piel contra los agentes externos y proporciona elasticidad y tersura.

INGREDIENTES

2 huevos

1 taza de aceite de oliva

12 cucharadas de aceite de almendras

2 cucharadas soperas de miel líquida

12 cucharadas de leche (puede ser leche de soja Silkmilk
92 o WholeSoy)

8 cucharadas de vodka

1 cucharada sopera de jabón rallado (jabón Dove u otra marca
que te guste; puede ser un jabón de glicerina)

5 gotas de aceite esencial de lavanda

PREPARACIÓN

Batir los huevos, el aceite de oliva, el de almendra y la miel. Añadir la leche, el vodka, el jabón rallado y el aceite esencial. Cuando estén bien mezclados los ingredientes remover bien y guardarlo en botellas etiquetadas en el refrigerador.

MODO DE EMPLEO

Añadir una cucharada sopera en la bañera llena de agua y sumergirse a gozar de éste baño tan estimulante.

Propiedades del Incienso

Facilita la concentración y la meditación individual

Crea un ambiente placentero en la casa o en el trabajo

Liberan las energías negativas

Atrae la energía positiva y purifica el entorno

Concentra las fuerzas y las dirige hacia el objetivo que nos hemos propuesto

Perfuma, relaja y armoniza la mente

Inciensos

Desde la más remota antigüedad hasta nuestros días el incienso ha estado presente en multitud de celebraciones, cultos y rituales. Es un ingrediente que no sólo acompaña a las ceremonias colectivas sino también a aquellos eventos más cotidianos donde la magia del amor desea hacer acto de presencia.

¿Cómo conseguir los ingredientes para hacer inciensos?

Los ingredientes nombrados a continuación se pueden conseguir en los mercados o ferias que en general se realizan en plazas o calles peatonales en todas las ciudades del mundo, especialmente, los fines de semana.

También existen los mercados de comida orgánica, donde se pueden conseguir estos ingredientes.

Clímax, Incienso Natural

Este incienso combina dos elementos: La canela que actúa como afrodisíaco, y estimulante mental y el azúcar que genera dulzura y ternura en el ambiente. Esta combinación crea una energía muy poderosa y un ambiente muy especial con su aroma. Este incienso facilita la relación sexual plena con la pareja.

INGREDIENTES

1 rama de canela en trocitos
1 taza fresca de hierbabuena
Una cucharada de azúcar moreno
Carbones vegetales para quemar

PREPARACIÓN Y MODO DE EMPLEO

Se unen todos estos elementos y se colocan para quemarlos al mismo tiempo sobre carbón vegetal que previamente ha sido encendido y ya está al rojo vivo. Es importante encender el incienso una media hora antes de hacer el amor para mantener el aroma evocador.

En caso de que no tengas tiempo para crear tu propio incienso, puedes comprar inciensos en forma de palito o cono, para cada día de la semana.

Domingos: Los inciensos ideales son los de canela y sándalo que tienen un aroma muy mágico para favorecer la unión en el amor, la salud y éxito.

Lunes: El patchouli y el jazmín favorecen el buen humor que hay que lograr para comenzar la semana con un clima de romanticismo especial.

Martes: Si deseas despertar las pasiones, refuerza los sentimientos de atracción y enamoramiento de la pareja con incienso de romero y rosa.

Miércoles: Mirra y Benjuí, que son dos aromas que se utilizan como tonificante sexual y para limpiar la energía negativa, también mejora y armoniza las emociones en la casa.

Jueves: Muchos se reúnen este día para la primera cita y muchas parejas de novios salen en este día, antes del fin de semana. Para atraer y fortalecer la sensualidad de la pareja el incienso de lavanda y laurel son perfectos.

Viernes: En este día tan romántico se recomienda utilizar ámbar y cedro que tienen un potente efecto sedante, indicado para eliminar la presión de toda la semana y poder amar libremente.

Sábado: Para aumentar la energía positiva y abrir a una nueva dimensión mental a la pareja y prepararla para un sábado de fiebre de pasiones, el incienso con aroma a violeta y limón es el indicado.

Eterna Atracción Sensual, Incienso Natural

Este aroma es para potenciar y afirmar la relación amorosa. Se puede utilizar mientras la pareja comparte un momento romántico, una cena, cualquier celebración, o durante el acto sexual. El incienso a través del ritmo de la respiración, a través del olor y del sentido olfato, incitará a un sentimiento de comunión en la pareja.

Como pudo observar a través de diferentes recetas en esta sección de la dieta de la inteligencia erótica, los olores y las aromas son un arma fundamental a la hora de establecer una relación que te haga sentir satisfecha/o, plena/o, en armonía con tu cuerpo y tu pareja. Inclusive puede ser una manera divertida para una primera cita relajada y aromatizada con tu futuro amante. El olor propone, en general, un vínculo íntimo con la otra persona. Cuando nos acercamos a oler el perfume o la piel de alguien, demostramos que carecemos de inhibiciones y damos rienda suelta a nuestro lado más fascinante y salvaje. No lo dudes, seduce y enamora con los aromas de la dieta del amor cada día.

DIETAS CON VISIÓN ERÓTICA

Siento tu mirada excitada y sensual y en ese momento me reconozco.

Soy un reflejo dentro de ti, habito en tus ojos.

Percibo mi existencia, solamente a través de tu propia luz.

Mirar y Encontrarse

El encuentro amoroso siempre comienza con la visión o con la mirada deseante de nuestro ser amado. Vestido o desnudo, el cuerpo es una presencia, una forma que en el instante en que deseamos o amamos a alguien se convierte en el aspecto más importante y único del mundo.

También observamos agudamente la mirada del otro tratando de ver hasta que punto nos desea. Observamos el brillo de su cuerpo reflejándose en el nuestro. El color de la piel del otro que se une y se integra con la nuestra como una sola sustancia química perfecta.

Quizás en ese momento de unión ya no miramos o ya no vemos, solo percibimos un universo pleno de sabores, susurros, visiones, sombras, luces, texturas, etc. Es importante que toda esta maravilla que comienza con el deseo nazca desde la primera visión al sentimos reflejados en la mirada del otro. Cuanto más elevada es la conciencia del acto de amar en su totalidad mejor captamos el alma de nuestro amante que se refleja en su mirada.

La intensidad del amor no se pierde si no que además podemos aprender a repetir con la misma inocencia e intensidad el deseo y el anhelo que sentímos la primera vez.

Las Posiciones y sus Ventajas

Cada situación y experiencia amorosa es irrepetible aunque haga-mos el amor con la misma persona toda la vida. Nuestro humor cambia constantemente y nuestro cuerpo siempre tiene diferentes necesidades. Además, nuestra alma percibe otras realidades en forma permanente, lo que hace que las relaciones cambien constante-mente porque nosotros somos los que eternamente nos transfor-mamos.

El cambio de posiciones (Kamasutra) es la forma más concreta de desarrollar e incitar todos nuestros sentidos, en especial el de la vista. En la sección de *La Dieta del Amor* que explica sobre el Kamasutra encontrarás cada posición en forma detallada para disfrutar y cono-cer mejor el arte de amar. La idea de la siguiente receta es poner la atención en el sentido de la vista e integrar otros sentidos de forma inteligente.

Cuando la Mujer no Puede...

Las mujeres muchas veces sienten que su pareja se apura o se salta la parte más excitante de hacer el amor. A veces la mujer necesita ayuda para relajarse. Es importante pedirle al hombre que se mantenga rela-jando mientras tú lo acaricias y besas durante unos minutos. Quienes no pasan esta prueba normalmente se apuran o se saltan el preám-bulo de la relación sexual, y esto hace que su vida sexual sea menos satisfactoria.

Para que una mujer logre orgasmos múltiples, no sólo necesita la ayuda de su pareja sino que los dos necesitan confianza y cariño. Para reforzar ese sentimiento, es necesario reservar un tiempo para demos-trarse el cariño y el afecto que tienen por su pareja: Siéntate de espal-das a la pared, y que tu pareja se acueste, apoyando su cabeza sobre tus piernas y abrázala cariñosamente. Demuestren el cariño. Sientan latir sus corazones. Luego intercambien lugares y repitan este momento. Pueden hacer esto vestidos o desnudos, antes de hacer el amor o en cualquier momento.

Para disfrutar del sexo de manera más intensa y satisfactoria, es importante enfocar la atención en su propio placer, es decir en el autoerotismo, la masturbación muchas veces provoca una especial concentración sexual en las mujeres y por ello experimentan el mayor placer sexual a través del auto reconocimiento y el tacto de sus zonas eróticas.

¿Cuál es la principal distracción de las mujeres que no llegan al orgasmo?

En general, la mujer suele temerle a la mirada del otro, pero en forma negativa. Cuando una persona es excesivamente autocrítica ante su propia desnudez, cuando se siente insegura acerca de su apariencia física, se cierra en sí misma. Pero si la pareja es lo suficientemente receptiva y comprensiva, puede ayudar a liberarla de este problema.

Síntomas que denotan una inseguridad física en la relación sexual:

- Prefiere que las luces estén apagadas.

- Rara vez deja que su pareja la vea desnuda.

- Se preocupa por cómo se ve su cuerpo durante el coito.

Para acabar con esas ansiedades que interfieren con el placer sexual, es importante que la persona se concentre en "el momento" y en sentir cada caricia, cada contacto, beso y sonido.

LA DIETA PARA VIBRAR Y DISFRUTAR ESCUCHANDO

El oído participa de manera activa en todas las técnicas y recetas que se mencionan en esta parte del libro. Es importante que por medio de la atención y la concentración, este sentido se vaya agudizando cada vez más en cada ejercicio aquí especificado. También pueden ejercitar el oído escuchando la vibración permanente que realiza el cuerpo de forma natural.

Es muy importante escuchar a la otra persona, cuanto mas libre de prejuicio está la persona, esta puede escuchar y comprender mejor a su pareja sin juzgarla.

Los siguientes consejos no solamente te ayudarán a desarrollar el sentido del oído sino que también asistirán a la pareja a lograr una sincronización total, tanto física, como emocional y espiritual.

El Arte de los Sonidos Eróticos y sus Estilos

Escuchar es un arte y es fundamental aprender a escuchar el lenguaje interior y exterior del ser humano con los maravillosos sonidos que crea durante el acto sexual, ya que estos son muy creativos y asombrosos. ¿Quién no se ha excitado escuchando los jadeos amorosos de su amante?

Los gemidos sexuales son un irresistible elemento erótico, aunque la mayoría de las veces, se producen naturalmente durante el acto sexual, estos sonidos son involuntarios, y a veces, inevitables.

Es importante practicar estos sonidos para incrementar y satisfacer el ego de nuestro amante. Por ello, con un poco de inteligencia, picardía y práctica, se puede superar todo condicionante físico y crear un arte del sonido erótico. A continuación, algunas de las diferencias entre cada sonido, sin importar el sexo:

♥ **Los gemidos:** son una expresión entre verbal y gutural que constituye un excelente medio para guiar a nuestra pareja en lo que nos apetece, para confirmar una caricia adecuada o expresar, simplemente, la dicha que sentimos con el contacto.

♥ **Los jadeos:** ya es un acto más confiado y relajado que se siente casi al llegar al climax de la relación. El jadeo es un elemento tan importante como parte del orgasmo, que en el Oriente forma parte de las reglas del erotismo, la "técnica de la conspiración," que consiste en sincronizar la respiración de los amantes. La técnica es muy interesante porque los jadeos se realizan al unísono, la respiración que se utiliza es abdominal logrando que todo el aire se acumule en la zona erótica para luego descargarlo en forma de jadeo.

♥ **Los susurros:** son esos comentarios afrodisíacos que pueden ser auténticos o actuados, y forman parte del juego sexual. También el susurro más bello que una mujer o un hombre puede decir o expresar es: "¡Sí, sí, sí, así, así, así!," y otros comentarios por el estilo. También una sucesión de agresivas y obscenas palabras, pueden aparecer dentro de este caliente vocabulario. Cada amante puede inventar sus propias palabras eróticas, haciendo de ellas todo un mundo secreto en el que nadie pueda penetrar.

♥ **Los sonidos salvajes:** Vatsyayana, autor del Kamasutra, aconseja imitar los gemidos eróticos de los animales.

Así que existe un mundo de sonidos que puedes descubrir con tu amante si te lo propones, comienza HOY. Estudia esa parte instintiva de tu vida y escucha con erotismo y sensualidad aquello que tu pareja desea decirte.

EL SEXTO SENTIDO DEL AMOR

Hasta aquí hemos desarrollado y profundizado todos los sentidos: el tacto, la vista, el gusto, el oído y el olfato. Ahora es el momento oportuno para explorar el sexto sentido del amor. Antes de proseguir, tendríamos que definir si existe la intuición y qué es. La intuición por definición es: "la percepción íntima e instantánea de una idea o un hecho real. La facultad humana de entender algo sin razonamiento, lógica o sentido." Bajo este punto de vista, cualquiera de nosotros, sin necesidad de ser videntes, experimentamos alguna vez en la vida esta comprensión intuitiva. El problema es que nuestra conciencia está acostumbrada a desechar todo lo que no proceda de la lógica, y no solemos ser conscientes de estos mensajes. También muchas personas desconocen como utilizar la mente como un instrumento maravilloso que podemos emplear en dos direcciones, hacia lo externo o interno. Lo externo es el contacto con los mundos físico y mental en que vivimos y reconocemos y también lo emocional y sensorial. Nuestras sensaciones, reacciones y todo lo que nos llega por conducto de los cinco sentidos y el cerebro. La mente interna es el pensamiento asociado a nuestra imaginación, provocado por nuestros sentidos externos y sentimientos que podríamos llamar intuición.

Existen técnicas como la relajación y la visualización, o circunstancias especiales, como el estado de revelaciones oníricas o situaciones de tensión, en que las defensas del ego racional descienden y somos más receptivos. Cada vez que una corazonada nos impulsa a actuar de forma inmediata o captamos un presentimiento que después se revela cierto, sentimos la urgencia de llamar por teléfono a alguien a quien no vemos desde hace tiempo y descubrimos que necesita nuestra ayuda, o bien tomamos una difícil decisión que luego se confirma positiva, de esta manera estamos siendo intuitivos. Algunas personas dicen "no sé cómo, pero lo sabía." El pensamiento intuitivo se manifiesta en cuatro formas psíquicas (cuando se "olfatea" un peligro inexistente hasta el momento), emocionalmente (atracción o rechazo inmediato por alguien), mentalmente (solución instantánea de un problema intelectual) y espiritualmente (cuando se produce una iluminación o una revelación).

La inteligencia intuitiva es innata en todos nosotros y tiene un sitio en nuestro cerebro. La pregunta que surge es ¿cómo penetrar en la mente? Si hablamos de la mente, antes tenemos que explorar las funciones del cerebro.

El cerebro está compuesto por dos hemisferios unidos entre sí, pero con funciones diferentes. El hemisferio izquierdo está relacionado con el pensamiento racional y analítico, el lenguaje, las funciones matemáticas, y nos conecta con la realidad exterior. El hemisferio derecho rige lo artístico e intuitivo, y nos comunica con la realidad interior.

Así, la mente nos permite recibir las sensaciones externas y manifestar la realidad interna. La mente tiene un nivel consciente que se encuentra en directo contacto con los hemisferios cerebrales y expresa las distintas realidades que percibimos.

El Goce de la Sincronía Mental

La mente posee un nivel inconsciente que constantemente trabaja más allá del espacio y del tiempo presente, rigiendo todas las funciones de nuestro organismo, y recibe la energía de las diferentes dimensiones en que funciona la mente universal o colectiva.

El organismo humano genera energías: electromagnética, electroestática, magnética y gravitacional. A su vez, estas energías se relacionan entre sí y en algunos casos a este fenómeno de conexión de los sentidos internos del ser humano con otro se lo llama telepatía.

¿QUE ES LA TELEPATÍA?

Telepatía (tele = distancia; pateheiha = sensación): consiste en conocer el contenido de un acto psíquico a distancia, donde la mente humana es influenciada, al menos indirectamente, por los sentidos a través de emisiones captadas. Puede existir comunicación directa de consciente a consciente y también de inconsciente a inconsciente.

La telepatía espontánea se produce de manera inconsciente. Se ha probado que la transmisión telepática espontánea está íntimamente relacionada con la unión afectiva que mantienen ambos sujetos conectados. Estas personas atraen un cierto tipo de "energía amorosa," que facilita la transmisión de los pensamientos.

La ciencia explica que el hombre puede generar comunicación con otras mentes gracias a sus diferentes tipos de energía, entendiendo la mente como función cerebral. Este fenómeno se llama telepatía espontánea. Dentro de la telepatía espontánea existe una variante que se llama "energía de enlace": es un juego de energías de contacto donde no hay aparentemente una relación previa entre el receptor y el emisor. El receptor puede incorporar esa información a su inconsciente y trasformarla en diversas formas (sueños, símbolos, reacciones, nerviosas, etc.). Esta explicación puede ser la respuesta de las experiencias donde nos preguntamos a nosotros mismos: "¿Esto que está sucediendo ahora, ya lo viví o lo soñe?" Y la respuesta puede ser: Es una información revelada y trasmitida por otra mente en contacto.

PRACTICA LA RECETA DE LA TELEPATÍA AMOROSA

Presenta este juego a tu pareja para que los dos tengan un contacto cada vez más profundo. Si no tienes pareja, practica este ejercicio con algún amigo de tu confianza.

- ♥ Trata de adivinar que desea comer tu pareja en un día determinado.

- ♥ Trata de anticiparte a algún deseo sexual diferente que tenga ese día.

- ♥ Pregúntate internamente si sabes o puedes percibir que ha soñado tu pareja esa noche.

- ♥ Conéctate con algún sentimiento que tuvo tu pareja a determinada edad o alguna experiencia que creas que

pudo vivir y que haya marcado sus relaciones. Pregúntale
si es cierto lo que ves.

♥ Visualiza y cierra los ojos, fija el tiempo o la hora, e imagina qué esta haciendo tu pareja. Luego confirmalo con
ésta.

♥ Receptor o emisor: Prueba en algún momento del día en
que no estén en el mismo lugar, enviar un mensaje mental
a tu pareja. Al día siguiente, toma el lugar de receptor.
Luego de experimentar varias veces alternándote podrás
saber cómo te sientes más cómodo. Recuerda que recibir y
emitir es algo importante para utilizar también durante el
acto erótico.

♥ Adivina los deseos eróticos de tu pareja esta noche.

♥ Cuando suena el teléfono en tu oficina, donde recibes una
cantidad enorme de llamadas, trata de percibir cuando él
o ella te llama. Anota todas las veces que suena el teléfono
y sabes, previamente sin dudas, que es tu amante o pareja.

Conviértete en un perfecto adivino de los gustos, anhelos, sueños, carencias, pensamientos y necesidades del otro. Si desarrollas el
sexto sentido serás irresistible y cada día más sensual.

Utilizando la dieta de la inteligencia erótica en cada acto de amor,
podrás aprovechar toda la capacidad de tu mente y tu corazón, y
convertirte en un genio experimentado en el arte de la sexualidad.

Cinco

LA DIETA DE LOS COLORES

Una pareja haciendo el amor puede crear miles de arco iris, perfumes, tonalidades, brillos e irradiaciones. Mientras los amantes realizan la danzan del ritmo erótico florecen, crecen, cambian, se integran, representando en sí mismos la sinfonía milenaria de toda la naturaleza y su poder.

EL COLOR Y LA SEXUALIDAD

Si deseas impresionar a tu pareja y provocar el deseo y la pasión generando un clima mágico y una química erótica excitante, podemos utilizar distintos colores y así aumentar y prolongar al máximo el placer.

Alguna vez imaginaste cómo el color influye en tu vida amorosa. Es importante saber que la energía de los colores también afecta las relaciones. La luz solar brinda calor y energía a nuestro sistema planetario y emite diferentes radiaciones que se dividen en múltiples tonos o colores como azules, verdes, rojos, amarillos, violetas, etc.

Los colores se pueden utilizar de muchas formas para crear un ambiente especial para el amor. Por ejemplo, una manera de aumentar la energía erótica es colocando velas para modificar el ambiente. Para inspirar pasión, vitalidad y fuerza utiliza velas o luces rojas. El naranja es una fuente de refrescante energía y sirve específicamente para aliviar los problemas de comunicación y para mejorar la conexión física. Utilizar diferentes tonalidades de rojos, naranjas, amarillos u otros colores vivos en la ropa íntima, acentúa aún más las formas femeninas.

El violeta, por ejemplo, contiene la vibrante energía masculina del rojo y la apacible y tranquila energía femenina del azul. Para mantener las emociones en armonía utiliza el color violeta, pues sus vibraciones, actuando en la célula nerviosa como estimulante, provocan un mayor rendimiento de la actividad mental, sexual y reflexiva.

El negro es un color que generalmente se asocia con la noche o con aquello que nos resulta desconocido. El color negro paradójicamente, se lo asocia a la vez con la muerte y con la sensualidad o el sexo. Puede actuar en forma positiva para personas ansiosas y la iluminación de luz negra se puede utilizar para estimular la relajación previa al acto sexual.

El color oro o dorado ayuda a concretar el amor, el romanticismo y el erotismo. Es importante tener alguna prenda a mano de ese color.

Si deseas nutrir tu mundo interior con esperanzas, sueños, y deseos de paz en la pareja, es importante visualizar el color azul y el turquesa oscuro que actúan como relajantes maravillosos o como una música celestial en tu interior, especialmente, antes de hacer el amor.

Además, visualizar, pintar o decorar un espacio o vestir de verde es positivo para favorecer el equilibrio entre el intelecto lógico y la intuición.

Impacto a la Vista

Un punto que debe tenerse en cuenta es cómo nos preparamos para hacer el amor, pues es importante que este momento se convierta en un ritual de pasión diferente cada día. La ropa que elegimos, el maquillaje que utilizamos o cualquier otro complemento que usamos antes de hacer el amor es de suma importancia. Ciertas combinaciones de colores que son más visibles que otras continúan su efecto en la mente del amante después del momento íntimo, en forma subliminal.

Estos colores provocan el mismo magnetismo que aquellos que son utilizados para controlar el tránsito urbano. Son colores que deben sobresalir visiblemente de lo que te rodea, para agudizar la concentración de tu amante en tu cuerpo y en el acto amoroso.

El orden de los colores puede ser:

♥ Negro sobre amarillo

♥ Verde sobre blanco

♥ Rojo sobre blanco

♥ Azul sobre blanco

Cualquiera de estas combinaciones de colores que incorporemos en la ambientación donde transcurrirá la relación íntima aumentará el impacto visual. Si deseas aumentar el deseo de tu pareja, la primera impresión de un cambio puede atraer interés, curiosidad y por supuesto mayor excitación en la pareja.

El Círculo Interno

El ser humano es un conjunto de energías tan vibrantes como los diferentes colores de un campo de frutos y flores. Previo al juego sexual, puedes proponerle a tu pareja un ejercicio que ayuda a aislarte de los problemas cotidianos, de los temas diarios, y de cualquiera otra interferencia. La manera de hacerlo es imaginando durante alrededor de cinco a diez minutos un círculo azul de luz rodeando sus cuerpos y envolviéndolos en forma de espiral desde los pies hasta por encima de la cabeza.

Para ello es importante concentrarse en un círculo energético de protección. Visualízate a ti y a tu pareja haciendo el amor, mientras ambos cuerpos se encuentran envueltos en un espiral de color azul, el color que simboliza el poder y la voluntad de la energía universal.

La idea es visualizar esta espiral como una luz potente que desde los pies va envolviendo el cuerpo como una tela de energía de luz de color azul muy brillante. Si logras visualizarte a ti y a tu pareja en este círculo de protección, podrás proteger tu relación de toda la energía que puede influir en el vínculo tanto del mundo exterior, como de los pensamientos o emociones negativas que provengan del interior de ustedes. Es importante hacer esta visualización antes de conectarse físicamente. Si más tarde deseas recordar esta sensación de protección, excitación y afecto, al finalizar la visualización concéntrate por unos segundos en el color y en los ojos de tu pareja a modos de registro para así volver a sentir la misma sensación cuento te encuentres a solas.

Combina tu Personalidad con Todos tus Sentidos

El plano óptico de nuestros sentidos no es el único aspecto que reacciona ante la vibración energética del color: el resto de nuestros sentidos, la piel, las células, el cerebro, las emociones, el campo de radiación mental, etc. reaccionan a todas las irradiaciones existentes en el universo.

Por ello según los colores que elijas revelarás tu personalidad y tu manera de relacionarte. También el color que asocies está relacionado con la fragancia que prefieres o por la cual te sientes atraído. En esta lista puedes seleccionar cuáles son los colores que se adaptan a tu personalidad, también a la de la persona que desees.

ROJO

Las personas que prefieren el rojo buscan una fragancia llena de vitalidad y actividad. Una fragancia dinámica y motivadora que excite o atraiga al sexo opuesto en forma total. Desean una fragancia que deje una estela de aroma a su paso.

ROSA

A las personas que eligen el rosa les gustan las fragancias llenas de armonía, ligeras y finas, porque en general son muy tiernas y afectivas y prefieren que el perfume sea como un toque más de dulzura, y como piensan mucho en el otro, a veces llevan el perfume que su pareja les regaló para que el otro se sienta aceptado. Es importante que estas personas vibren con el aroma con que se sientan identificados. Las nuevas fragancias florales con un toque más sensual y magnético son ideales para las personas que prefieren el rosa.

NARANJA

El naranja atrae a personas que gustan de olores estimulantes, frescos y vivificantes. No les atraen las fragancias tradicionales o discretas. Les gusta llamar la atención en todo lo que realicen. Necesitan tener una personalidad diferente y excitante. Los que se relacionen con estas personas recordarán siempre su perfume.

NEGRO

A las personas que prefieren el negro les gustan las fragancias refinadas, individuales, e independientes. A estas personas les gusta usar una fragancia única y exclusiva.

AZUL

A estas personas les agradan las fragancias que expresan serenidad y elegancia, que además puedan ser utilizadas en cada una de las temporadas de moda por igual. Le gustan las fragancias que sean armónicas y balanceadas.

AMARILLO

Prefieren fragancias radiantes y refrescantes. Estas personas no buscan una fragancia común. En general se identifican con los aromas del verano, fragancias frutales que brindan fuerza y energía.

VERDE

Las personas que prefieren el verde buscan una fragancia especial y delicada. En general, consumen fragancias no concentradas, más al estilo de loción, con aromas naturales para todo el cuerpo que un perfume (que en general se coloca como un toque de definición en ciertas partes o puntos estratégicos del cuerpo).

GRIS

El gris indica fragancias clásicas, discretas y elegantes. Esta persona puede utilizar un perfume toda su vida sin prestar atención a los cambios de la moda. Es muy sensible a los aromas de los demás.

BLANCO

Gustan de aromas limpios, claros, puros y frescos. Estas personas eligen aromas frutales y combinados con aromas florales, nunca usarán un perfume muy dulce, ni tampoco uno concentrado.

VIOLETA

Las fragancias preferidas son misteriosas, ricas y sensuales. Entre las fragancias preferidas se encuentran las orientales. Esta persona no será atraída por ningún perfume común, prefiere no usar una fragancia si no le parece que va con su personalidad magnética.

COLORES PARA UNA PRIMERA CITA

Los colores pueden determinar momentos y personas. Por lo tanto, para una buena cita puedes utilizar los siguientes colores en tu ropa o en tu visualización interior.

♥ **Rojo:** Simboliza el fuego, por ello debes usarlo si deseas despertar pasión, alegría en una fiesta, atraer las miradas o provocar decisiones rápidas.

♥ **Verde:** Puedes utilizar este color para realzar tu solidez personal, estabilidad, madurez y confianza en ti mismo. No es un color seductor por naturaleza.

♥ **Blanco:** Utiliza el blanco si deseas dar una impresión formal, quizás fría o muy seria, una presencia casi profesional. No es un color para una fiesta, pero se puede vestir este color si la primera cita es en una playa o en un clima caluroso.

♥ **Negro:** El negro es un color que, como el agua, se adapta a toda situación y clima. Siempre luce elegante. Estiliza, oculta las imperfecciones. Este color es ideal para crear un clima de misterio desde la primera cita. Cuando se busca generar una comunicación abierta, alegre y franca es mejor evitar este color. Es el color seductor y magnético por naturaleza, tanto para hombres y mujeres para la ropa íntima.

♥ **Amarillo:** Utilizar este color para generar calidez, amistad y para dar una imagen de confianza. Favorece a la comunicación y el intercambio de ideas. No es un color que favorezca la sensualidad y la seducción.

♥ **Azul:** Vístete con algo azul si deseas provocar un clima formal, agradable y favorecer la serenidad. No lo utilices para lucir sensual.

♥ **Gris:** El gris es un color que neutraliza las emociones y debilita las reacciones psicológicas. Es aconsejable para una primera cita a ciegas, cuando uno no sabe con quién se va encontrar y cómo va a reaccionar.

♥ **Violeta:** El violeta es un color para atraer al sexo opuesto. Este color si lo visualizas antes del primer encuentro, es un color que genera cierto poder de convencer al otro y manejar tus propias emociones.

♥ **Marrón:** Si deseas provocar sensualidad y confianza física e invitar a la persona ya en la primera cita a una relación íntima, viste este color.

♥ **Rosa:** Este color provoca ternura pero también irradia amor. Si deseas provocar sentimientos de protección y de alabanzas hacia ti, puedes tener éxito con este tono.

Seis

LA DIETA DE LAS FLORES

La flor es una manifestación pura y amorosa, es arte y belleza que emana con un don sagrado en el universo. Las flores simbolizan la expresión anímica de la naturaleza humana. Lo mágico y maravilloso de la flor es que además de dejarnos disfrutar de su belleza, éstas nos visten, irradian, perfuman, sanan, alimentan y adornan nuestros días.

LAS FLORES Y EL AMOR

Desde los tiempos más remotos se sabe que las flores tienen su propio lenguaje, su propia historia. En las relaciones, las flores desempeñan una función muy especial. Gracias a una bella flor han nacido grandes amores.

A las flores, además de admirarlas en todo su poder y pureza, obsequiarlas, utilizarlas como decoración o para cualquier otra función, como con cada elemento con el cual nos relacionamos necesitamos aprender a conocerlas, escucharlas, percibirlas e interpretarlas.

La flor posee como todos los otros seres vivos, un campo energético particular que posee un nivel vibracional y una cualidad única. Una flor posee las características de una antena que recibe constantemente las energías del cosmos, principalmente del Sol, a través del aire, y las energías de la Tierra, a través de la planta, por medio del tallo, y este a su vez, gracias a la raíz.

Estas energías cósmicas poseen características o cualidades que pueden ser transferidas al agua en el método de preparación de la esencia o trasformadas en diferentes elementos.

Para los japoneses y muchas culturas asiáticas las flores forman parte del ritual de adoración al Creador, porque completan la armonía del alma, o del templo, del hogar de la persona que desea alimentar con encanto y pureza su vida.

Las flores despiertan:

♥ Sentimientos de gratitud

♥ Buen humor

♥ Solidaridad

♥ Afecto natural por otras personas

♥ Permiten que las relaciones se intensifiquen

♥ Fomentan la amistad

♥ Generan frescura y vitalidad

Consejos para Regalar Flores

DE HOMBRES A MUJERES:

Cuando un hombre desea regalar flores a una mujer es mejor que no espere a que sea su cumpleaños, su aniversario o el día de San Valentín. Lo ideal es entregarlas en persona, salvo que sea por un motivo de reconciliación o de urgencia, en ese caso podían ser enviadas de otra manera.

No hay que olvidar que tanto los hombres como las mujeres deben prestar mucha atención al lenguaje de cada flor. Gracias a la gran variedad de flores, se pueden regalar distintas clases de éstas todos los días y no caer en la monotonía. La intención de regalar aunque sea una flor ha renovado y conquistado el corazón de las personas más difíciles. Para decidir cuál flor debes comprar, guíate por la sección del lenguaje de las flores que encontrarás más adelante en esta parte del libro.

Para los hombres que les preocupa el compromiso, las flores son un obsequio perfecto porque las mujeres sienten que éstas son un halago de cortesía y caballerosidad por parte del hombre.

DE MUJERES A HOMBRES:

A los hombres les encanta recibir flores en su casa; valoran su encanto de la misma forma que una mujer. Aunque pueden estar también muy felices con una planta, especialmente con un bello bambú.

A los hombres les gusta recibir flores por la misma razón que las envían: el reconocimiento propio. Un ramo de flores no se olvida fácilmente. Toda mujer recuerda cuál fue la última vez que le regalaron flores, y lo mismo ocurre con los hombres. El color estimula y orienta visualmente a los hombres. Por ello, prefieren los colores vivos, tales como el amarillo, el naranja o el rojo.

Por último, recuerda que él te estará recordando cada vez que vea las flores que tú le has obsequiado.

LAS FLORES Y SU SIGNIFICADO

Todas las flores tienen un lenguaje propio y una función diferente, y generan una energía particular. Con cada una de ellas podemos transmitir un mensaje y ayudar a nuestras relaciones a prosperar con la dieta de las flores.

Abedul: Inspira docilidad y ternura en las relaciones.

Abeto: Representa la estabilidad y puede ayudar a hacer perdurar una relación.

Acacia: Está especialmente recomendada para las personas creativas ya que despierta la intuición innata que existe en cada ser. Representa la elegancia y el amor desinteresado.

Acanto: Esta planta refuerza nuestros talentos, es ideal obsequiarla a las personas que se dedican a algún tipo de arte.

Acebo: Representa la prudencia, la madurez, la cordura y genera compasión. Es recomendada la energía de esta flor para personas que desean abrir su corazón.

Acedera: Representa un tiempo de alegría. Puede regalársele a las personas que desean una relación rápida y no tienen ni el interés ni la paciencia para dejarla madurar.

Acepo: Esta flor es recomendada para generar alegría doméstica, sus vibraciones son ideales para proteger el hogar de las energías negativas externas.

Achicoria: Es el regalo ideal para las personas que sienten temor de ser abandonados o de ser queridos.

Agrimonia: Inspira gratitud en quien la recibe, y ayuda a eliminar las tensiones internas que pueden existir en una relación.

Alelí amarillo: Esta flor inspira sentimientos de fidelidad a pesar de toda adversidad y además es una planta que nos habla de nuestra propia modestia y ternura.

Alerce: Esta flor es ideal para expresar audacia y conquista, además elimina la censura y promueve la espontaneidad.

Aloe: Es el regalo perfecto para personas ansiosas y para quienes se encuentran en un estado de apatía. Motiva a las personas a la relajación.

Amarilis: Esta flor es para obsequiar a los amantes que están satisfechos el uno con el otro a nivel sexual y afectivo.

Amapola: La amapola es una flor muy romántica porque nos habla de la posibilidad de que todos los sueños se pueden convertir en realidad. También es una flor para inspirar el éxito y el triunfo.

Amaranto: Esta flor es el regalo ideal para concretar y hacer posible un amor platónico.

Ambrosía: Esta flor inspira a la reciprocidad en las relaciones amorosas.

Arrayán: Esta flor se utiliza mucho para rituales matrimoniales.

Azahar: Es una flor para liberarnos del pasado y de las malas experiencias en las relaciones. El mensaje de esta flor está asociado a la inocencia y al matrimonio.

Azalea: Esta flor inspira vitalidad, pasión y alegría de vivir.

Azucena: Esta flor es el regalo ideal entre adolescentes por su originalidad y porque está relacionada con la frescura del primer amor.

Bambú: También llamado el árbol de la felicidad. Esta planta es original y estilizada aunque se la denomine popularmente bambú, debido a su forma de vara. Ese pequeño arbolito es la planta preferida de muchos hombres, también llamada Lucky feng shui o caña de la buena suerte.

Begonia: Es una flor que está relacionada con la amistad y la cordialidad e inspira pasión.

Belladona: Esta planta sirve para mejorar la comunicación entre la pareja y fomentar la sinceridad.

Cactus: Estas plantas transmiten energía, vitalidad, seguridad y aportan al ambiente fuerza y determinación.

Camelia: Esta flor representa admiración hacia la persona que la recibe. Es una flor perfecta para que la mujer se sienta adorada y querida.

Clavel: El clavel es una flor que comunica la seducción sin llegar a expresar demasiada pasión.

Clematide: Esta flor expresa la belleza del alma, el amor soñado. Es la flor de los eternos románticos.

Crisantemo: Esta flor representa la amistad. No es una flor para seducir, solo para compartir un tierno momento.

Dalia: La dalia estimula la comprensión y la seducción. Es la flor preferida para regalar y así finalizar una situación crítica que haya surgido por causa de algún mal entendido.

Flor de pascua: Esta flor es un adorno idea para mujeres que desean regalar algo diferente a un hombre en época de navidad. Representa el compromiso familiar o la unión matrimonial.

Gardenia: Es la flor de la galantería, del amor secreto y deseado.

Geranio: Esta flor tiene una energía misteriosa. Su energía es muy potente y tiene mucha presencia, la compraría solo a pedido del receptor. No es apta para parejas en crisis.

Ginger (flor): Esta flor no proviene del Ginger, si no que su nombre coincide con la famosa planta. Es una flor muy bella, que parece una piña roja. Atrae fuerza, vitalidad y energía poderosa al hogar.

Girasol: Representa la energía más pura, regalar girasoles es comunicar al otro que lo adoramos. Es como expresar: ¡¡te entregaría el sol!!

Gladiolo: Es ideal para una cita de amor a ciegas o para una oportunidad donde debe expresarse coraje.

Glicinia: Representa frescura, inocencia y originalidad.

Helecho: Esta planta es el regalo ideal para las personas que trabajan mucho y que uno desea fascinar creando un clima de confianza.

Hedra: Expresa fidelidad y un compromiso para siempre.

Hojas de palmera y palmeras en general: Expresan éxito y triunfo, necesidad de concretar una relación.

Hortensia: Luego de haberte encaprichado y generar un clima hostil, esta planta es ideal para agradecer al otro la comprensión.

Jacinto: Representa la energía del juego amoroso y del amor libre. Es una flor ideal para relaciones que recién comienzan o para adolescentes.

Jazmín: Ideal para conquistar con elegancia, magnetismo, amabilidad y cariño.

Lila: Representa dulzura y entrega sin necesidad de reciprocidad.

Lirio: El lirio es la flor del amante que desea trasmitir todo su amor y el orgullo que siente por su pareja. Demuestra que puede darle lo mejor de su corazón.

Magnolia: Representa la nobleza, la simpatía y la generosidad.

La margarita es la flor que los enamorados asocian con el amor y que sirve para jugar ese juego incesante de quitar cada pétalo para saber si el amante "me quiere o no me quiere" hasta llegar a la verdad. Sólo la margarita con su ternura incomparable y entrega puede revelar ese secreto.

La margarita simboliza la unidad. La estructura de la margarita con su disco central, solar y luminoso y sus múltiples pétalos en radio, dirigidos hacia el centro, representan la unidad del cuerpo y el espíritu, la relación entre lo terrenal y lo divino. Una margarita es un pequeño sol que representa la vida y el amor indestructible. Es una flor jovial y alegre, que combate la tristeza. Si tu pareja atraviesa una pequeña crisis, si reina el desánimo, regala margaritas al ser que amas. Esta flor genera alegría en el ambiente.

Mimosa: Es una planta que invita a las decisiones y nos libera de los temores al rechazo. Expresa juventud y amores renovados.

Muérdago: Es una planta sagrada para la cultura de los Druidas. Es ideal para superar una dificultad en una relación e invita al beso y al amor.

Narciso: El narciso, como su nombre lo indica, expresa vanidad y es indicada para conquistar personas demasiado centradas en sí mismas.

Nomeolvides: Significa el verdadero mensaje de no me olvides, siempre estaré contigo, puedes confiar en mí. Representa un amor sincero y recuerdos agradables.

Orquídea: Esta flor se relaciona con las emociones, promueve el descubrimiento de nuevas sensaciones a través de los sentidos y enriquece las emociones y la sensualidad. Inspira belleza y distinción.

La Historia de la Orquídea

Cuenta una leyenda que una cálida mañana apareció en las costas de Java una diosa recubierta con una delicado y perfumado chal. Paseaba plácidamente por un bosque de sándalos, robles, castaños y magnolias, donde los rayos del sol se filtraban entre las ramas de los árboles disipando las sombras de la noche. Al desaparecer la diosa, quedó sobre una rama el delicado chal, en cuyos pliegues jugaban las sombras y la luz. El chal se transformó en una hermosa y misteriosa flor, la orquídea, una de las más bellas y delicadas de la naturaleza. La planta murió cuando los hombres, sin delicadeza alguna, la pisotearon dejándola en el suelo. Sólo la bondad de la diosa pudo hacer revivir los gérmenes que quedaron, a fin de que en el mundo, desde entonces florecieran para admiración de todos los seres que a él pertenecían.

Pensamiento: Es una flor muy sutil. Ideal para expresar el deseo de compromiso o de amor.

Pino: Es un árbol para regalar no solamente en Navidad, sino en ocasiones especiales. Existen unos pinos muy tiernos y pequeños que se pueden regalar para que la persona amada evoque su infancia, y a su vez esta planta provoca ternura.

Romero (flor): Apreciado especialmente por personas solitarias, el romero permite que los seres humanos se integren y unan.

Rosa, la reina de las flores: La rosa ayuda a abrir los corazones de los seres humanos pues promueve el amor por encima de cualquier otro sentimiento. Para el amor, las rosas rojas en cualquier situación siempre provocarán pasión. En un momento de crisis se aconseja no regalar rosas amarillas, pero sí rosadas o blancas cuando la pareja desconfía de infidelidad.

Tulipán: El tulipán es la típica flor para una declaración de amor, en especial cuando es rojo. Para un compromiso matrimonial se recomienda el tulipán blanco.

Verbena: Aporta energía apasionada y carismática. Sentimientos firmes y convicciones fuertes.

Violeta: Quien regale esta flor tiene la confianza ganada para siempre. Vibra emocionalmente y de tal manera que enamora y magnetiza a quien la recibe. Provoca un hechizo de amor.

LAS FLORES COMO ALIMENTO

Los investigadores de los primeros alcoholes señalan que la transmutación y el misterio que los antiguos egipcios protegían como elixires mágicos, para mantenerse joven y ser muy potentes sexualmente, son nada más y nada menos que los maravillosos licores que contienen flores como ingrediente principal.

Los licores han acompañado siempre una buena comida. Ninguna sobremesa está completa sin una copa de buen licor.

Inicialmente los licores fueron elaborados en la edad media por físicos y alquimistas como remedios medicinales, pociones amorosas, afrodisíacos y cura de problemas. Existen variadas formas de licores:

1. Licores elaborados con una sola hierba predominando su sabor y aroma

2. Licores elaborados a partir de una sola fruta, por ende resaltando su sabor y aroma

3. Licores producidos a partir de mezclas de frutas, hierbas y flores

Existen dos métodos principales para producir y crear licor. El primero, consiste en destilar todos los ingredientes al mismo tiempo, y luego esta destilación es endulzada y algunas veces colorizada. El segundo, consiste en agregar hierbas, frutas o flores a la destilación básica. La base del licor se logra utilizando brandy o cognac. Estos elementos conservan el licor para que mantenga el brillo, el gusto, el color y la frescura de los ingredientes.

Elementos Necesarios para Hacer un Licor

Si bien algunos de estos elementos son imprescindibles y exclusivos para la elaboración de licores, también es cierto, que la inmensa mayoría, forman parte de los utensilios que se utilizan en una cocina común.

- ♥ Un recipiente graduado, de cristal o de acero, con capacidad de dos litros para la preparación de los jarabes

- ♥ Una taza de medir para pequeñas cantidades

- ♥ Recipientes de cristal con cierre hermético para la maceración

- ♥ Coladores de distintos diámetros

- ♥ Filtros y tamices de tela

- ♥ Espumadera y cucharas de madera

- ♥ Cuchillos afilados

- ♥ Licuadora

- ♥ Exprimidor

- ♥ Trituradora

- ♥ Batidora

♥ Etiquetas

♥ Botellas

Licor San Valentín

INGREDIENTES

100 pétalos de rosas rojas

10 flores de jazmín

10 flores de azahar

½ cucharada de esencia de vainilla

2 clavos de especia

3½ cucharadas de uvas pasas

4 tazas de aguardiente

2 tazas de azúcar

2 tazas de agua

PREPARACIÓN

1. Se colocan los pétalos de rosa en un recipiente junto con las flores de jazmín y azahar, los clavos, la barrita de vainilla, las pasas y el aguardiente.

2. Después de cerrarlo herméticamente, se deja macerar durante un mes, moviéndolo de vez en cuando. Cuando ha pasado ese tiempo, se prepara un jarabe con el azúcar y el agua disolviéndolo a fuego lento y dejándolo hervir durante unos cinco minutos.

3. Una vez frío se mezcla todo, se agita un poco más, se filtra y se embotella.

Es un maravilloso elixir, ideal para enamorados que deseen sorprender a su pareja en el día de San Valentín.

Cocinar con Flores

Cuando se cocina con flores conviene seguir unas normas culinarias, tal y como se hace con el resto de los alimentos:

- ♥ Procura que las flores realcen el sabor del alimento principal y que no lo enmascaren.

- ♥ Recoge las flores de día y en el momento en que se van a utilizar.

- ♥ Lava las flores con sumo cuidado en agua fresca, sin arrugar los pétalos.

- ♥ Elimina los estambres, los pistilos y la base blanca de los pétalos para evitar que den un gusto ligeramente amargo a la receta.

- ♥ Una vez lavadas, déjalas colgando para que se escurran, y sécalas con delicadeza con ayuda de una servilleta.

- ♥ Algunas flores se pueden secar para usar fuera de temporada, como la lavanda, el brezo o las rosas.

- ♥ La mayor parte de las flores se pueden conservar en la heladera en perfecto estado durante una semana.

Platos Exóticos con Flores

Además del vino, las flores formaban parte de las ofrendas en los altares de la diosa del amor Afrodita y de otros dioses, en las culturas de la antigüedad. Tanto como para la decoración o como parte de una receta, las flores manifiestan e irradian aromas, colores y gustos que despiertan una energía muy positiva para el amor. También provocan deseos de alegría y vitalidad en una dieta de comidas, que son muy importantes para estimular el cuerpo y el alma.

Algunos usos para las flores en la cocina son:

♥ Los pétalos de rosas recién cortados, dorados en la sartén sin una gota de aceite y espolvoreados con azúcar hasta quedar escarchados.

♥ Las rosas se emplean frecuentemente en ensaladas acompañadas de frutas. Cuanto más perfumadas sean las rosas, más sabor y más olor dejarán en el plato.

♥ Las ensaladas de pétalos de crisantemo o de magnolia, flores de jazmín y de hibisco son ideales como acompañar las aves y los pescados.

♥ Las flores de jazmín son muy utilizadas en Indonesia para perfumar platos de pollo y otras aves.

♥ La flor de menta, de tomillo o de cebollino combinan estupendamente con el pescado.

♥ En Europa, las flores se usan básicamente para aromatizar bebidas. Las ensaladas, se pueden decorar con flores.

♥ Existen también mantequillas procesadas que se condimentan con pétalos de flores de jazmín, de naranjo o de limonero.

♥ Las violetas combinan especialmente bien con las endibias y como relleno para tortillas. De sabor suave y delicado, se pueden consumir frescas, secas o confitadas.

♥ La flor de lavanda puede añadirse al conejo, al pollo y al arroz, así como emplearla para elaborar dulces y helados.

♥ Las caléndulas eran muy apreciadas en la antigüedad por sus cualidades comestibles en La India, Grecia y algunos países árabes. Por su ligero sabor amargo, la caléndula se empleaba, junto con sus hojas, para aromatizar caldos y bebidas.

Quesadillas de la Flor de la Calabaza

Esta exótica receta tiene su origen en la cultura azteca. Las flores de la calabaza además de ser sabrosas tienen un funcionamiento muy interesante, porque la calabaza contiene en su misma planta, flores masculinas y femeninas. Una flor hembra puede ser autofecundada por intermedio de las abejas, por el polen procedente de una flor macho de la misma planta. Cuando la flor hembra es fecundada, el fruto se desarrolla. La parte más rica y comestible de la flor es la pulpa y los óvulos de la flor, que han sido fecundados por el polen transmitido de la flor masculina a la flor femenina.

En México las quesadillas de queso son una receta favorita y ahora se ha convertido en un furor en muchos países, entre ellos EE.UU.

INGREDIENTES PARA CUATRO PERSONAS

½ kg. de flores de calabaza

250 grs. de masa de maíz, ya preparada

½ chile serrano verde

2 pimientos picados

½ cucharada de cebolla, picada finamente

1 cucharada de aceite

125 grs. de queso fresco, desmenuzado

Sal y pimienta a gusto

Se obtienen 10 quesadillas

PREPARACIÓN

1. Limpiar las flores quitando los tallos y lavar y picar estos.

2. En una cacerola colocar el aceite, el chile, la cebolla, los pimientos y la sal. Tapar la cacerola y cocinar a fuego lento, sin agua. Es importante que la cocción de esta preparación sea completa hasta que todo esté bien cocido.

3. Retirar del fuego y añadir el queso y las flores de calabaza.

4. Hacer tortillas con la masa del maíz que sean pequeñas, también, se puede utilizar tortillas preparadas o compradas. Luego rellenarlas con el preparado anterior bien mezclado, doblarlas y cocinarlas en la sartén o en el horno. Se sirven antes de que se enfríen.

Mantener La Dieta del Amor

Uno

LA DIETA DE LOS ESPACIOS CREATIVOS

Sueño con estar contigo en un paraíso secreto lejos del mundo. Los dos rodeados de aguas dulces y tierras volcánicas. La música que nos envuelve es el susurro de nuestros cuerpos entrelazados en ese espacio, más allá del sol.

MANTENER LA LLAMA DE LA PASIÓN

En toda dieta, una vez alcanzada la condición física deseada se debe seguir un régimen alimenticio y ejercicios para mantenerse. Por supuesto, necesitas dedicarle tiempo y espacio a la dieta del amor. El tiempo en el amor es la calidad del trato con que nos relacionamos con los demás, es algo difícil de medir porque tú mismo debes ir graduándolo y planeándolo. El espacio en el amor y en la sexualidad debe ser un refugio y un paraíso terrenal.

Para mantener la pasión, una pareja no sólo necesita como dieta el alimento de compartir afecto, también se necesita atención y creatividad en cada momento. En la dieta del amor se debe prestar tanto cuidado, amor y dedicación a una relación sexual como a una profesión, el estudio o a la familia.

Todas las parejas, desde las que mantienen un vínculo ocasional no muy comprometido hasta las relaciones ya establecidas, muchas veces sucumben a la rutina y a los distintos vaivenes de la jornada. Por el excesivo trabajo, el agotamiento o los diversos problemas en que se ven implicados, no toman en cuenta lo importante que es encontrar un espacio y un tiempo para conectarse sexualmente de una forma profunda y plena.

Algunas parejas encuentran que—independientemente de lo mucho que se aman—la pasión ha llegado a un nivel bastante bajo. En general, esperan que el impulso sexual fluya en forma natural y espontánea, pero es posible que mientras uno desee la relación, el otro no se encuentre dispuesto. El sexo disminuye y el aburrimiento entra en la cama. Las cosas cotidianas los alejan de la sexualidad: la gimnasia del domingo en la mañana es más importante que desayunar juntos en la cama. Mirar televisión adquiere mayor importancia que pasear a la luz de la luna.

A principios del año 2005 la cadena CNN reveló las siguientes estadísticas acerca de la sexualidad en los Estados Unidos…

  57 por ciento de los americanos han tenido relaciones sexuales a la intemperie o en un lugar público.

  51 por ciento de la población conversa con su pareja acerca de sus fantasías sexuales.

  70 por ciento de los hombres piensan en tener sexo una vez por día y se excitan, sin importar en dónde están.

34 por ciento de las mujeres piensan en el sexo diariamente o confiesan desear salir de su casa para hacer el amor.

83 por ciento de los hombres y 59 por ciento de las mujeres disfrutan mucho del sexo fuera del espacio rutinario.

48 por ciento de las mujeres han fingido un orgasmo al menos una vez o se han adaptado a un lugar incómodo para satisfacer a su amante.

55 por ciento de los encuestados se considera "tradicionalista" en cuestiones de sexo.

Al 29 por ciento les gustaría ser "más aventurero."

41 por ciento quisiera que su pareja fuese más osada.

66 por ciento ha utilizado alguna prenda "sexy" o ha cambiado algunas costumbres sexuales alguna vez.

30 por ciento ha ido con su pareja a un lugar para ver vídeos pornográficos.

14 por ciento ha participado en tríos sexuales.

74 por ciento de las personas que tienen una relación de pareja tienen sexo al menos una vez por semana.

33 por ciento de las personas que están sin pareja tienen relaciones sexuales una vez por semana.

8 por ciento de las personas que tienen una relación de pareja tienen sexo todos los días.

3 por ciento de los encuestados nunca ha tenido relaciones sexuales.

En Estados Unidos, la edad promedio en que se tiene su primera relación sexual es a los 17 años para los hombres y a los 18 años para las mujeres.

LA DIETA MAGISTRAL DE LOS ESPACIOS AMOROSOS

Con el transcurso del tiempo, los desencuentros traen conflictos y malentendidos en la relación, y pueden ser los motivos que lleven a la infidelidad. Este proceso puede destruir a una pareja, por eso es fundamental generar un espacio íntimo y saludable que sea para la pareja un espacio erótico real e imaginario. La relación sexual de una pareja que convive desde hace mucho tiempo tiende a ser poco creativa: ¿cuál es la causa y su solución?

El Espacio Deseado

Para relacionarse y conectarse sexualmente, es importante conseguir un espacio íntimo concreto como un refugio de amor. Un lugar donde se pueda estar juntos uno o dos días por semana o una vez al mes durante un par de horas. Así la pareja puede estar lejos del teléfono, el trabajo, los hijos, los familiares, los colegas y las amistades.

Lo ideal es aprovechar este lugar para realizar ejercicios energéticos, meditación tántrica, masajes eróticos, y gozar de nuevas experiencias. Crear nuevas posiciones sexuales, generar el fuego íntimo más allá de la imaginación.

Ritual de Pasión

Un día por mes, si es posible, la pareja puede intentar encontrarse en el mismo lugar donde se conoció y se enamoró, o recrear un espacio similar. Este ritual debe producirse con un arreglo especial, creando un clima sexualmente aventurero. Las percepciones alimentarán la memoria afectiva y provocarán cierto encantamiento, más allá de cualquier obstáculo externo que atraviese la relación.

Viajes Románticos

Aprovechando un fin de semana, la pareja puede elegir un lugar romántico y reservado, donde la naturaleza los envuelva con su magia y puedan sentirse libres para disfrutar lejos de la rutina.

En situaciones en que sea necesario fomentar la comunicación y la reflexión para profundizar la relación, se recomienda practicar algún deporte de riesgo o de aventura. El reto ante lo desconocido une a la pareja haciéndolos sentir compañerismo y nuevas maneras de ahondar las emociones. Algunos lugares a los que es recomendable viajar son:

- ♥ Lugares de climas fríos y secos

- ♥ Lagos

- ♥ Montañas con nieves eternas

- ♥ Cerros

- ♥ Valles desérticos

En caso que el objetivo de la pareja sea incorporar la actividad sexual creativa, alegre, franca, basada en los impulsos, instintos y emociones así como atraer alegría y diversión, pueden ir a:

- ♥ Lugares de clima ventoso o fresco

- ♥ Bosques

- ♥ Campos

- ♥ Mar

- ♥ Ríos

Para un fin de semana o unas vacaciones plenas de pasión, alegría, fiesta y comunicación, lo recomendable son sitios de clima caliente:

♥ En el verano en la playa

♥ Los valles

♥ Los lagos y ríos profundos

♥ Hoteles, spa o camping con piscina, deportes y fiestas

El Dormitorio Erótico

El dormitorio es el lugar más importante en nuestro hogar. ¿Cómo hacer para que genere mayor calidez, energías positivas y se convierta en el centro del amor y la pasión? El dormitorio es la habitación más personal e íntima y es también el espacio donde descansamos, hacemos vida de pareja, afianzamos el amor, creamos vida y despertamos a un nuevo día, entre muchas otras cosas.

Para armonizar las energís de nuestra pareja y rescatar el deseo, existen pautas energéticas que contribuyen a enriquecer esta área fundamental del ser humano; por ejemplo:

LA DIRECCIÓN
La energía del suroeste es la que se asocia con el amor. Si la pareja desea tener relaciones placenteras sin complicaciones, se recomienda que los cuerpos de los amantes se posicionen con la cabeza hacia el Suroeste para hacer el amor.

ELEMENTOS ENERGÉTICOS Y SIGNOS CHINOS
El Agua: se presenta a través del color azul o el negro y a ella pertenecen en el horóscopo chino la rata y el cerdo. Sus símbolos son las fuentes y las peceras.

El Fuego: se representa con el color rojo y a él pertenecen los signos en el horóscopo chino de la serpiente y el caballo. Sus símbolos son las luces brillantes.

El Metal: se representa con el color dorado o plateado y pertenecen a él los signos del horóscopo chino del gallo y el mono.

La Tierra: se representa con el color marrón en todos sus tonos y pertenecen a ella los signos del horóscopo chino el buey, el dragón, el perro y la cabra.

EL ELEMENTO DEL AMOR: LA TIERRA

Los elementos de la tierra están encargados de promover la estabilidad, la seguridad, el cuidado, la armonía familiar, la maternidad, la energía del hogar y la precaución. Los objetos que simbolizan este elemento son los hechos o fabricados con materiales provenientes de la tierra como porcelana, barro o madera, con formas cuadradas y colores marrones y amarillos. Por consiguiente, es aconsejable que en el área suroeste de las habitaciones coloquemos objetos como una escultura de porcelana.

EL ESPACIO

Es importante incorporar en la decoración algún objeto que active el romance. Puede ser plantas con troncos entrelazados, fotos de la pareja en momentos felices, escultura de dos amantes abrazados, entre otros.

Pisos: Los espacios pequeños ofrecerán una sensación de mayor amplitud si el piso que se coloca es de loza o mármol. Los espacios amplios generarán una atmósfera de limpieza y elegancia si tienen pisos de alfombra o madera. Los pisos de madera son muy favorables ya que dan una sensación de libertad, suavidad y conexión con la naturaleza. La madera ayuda a aportarle a tu relación sexual cambio constante.

Techos: Los techos muy bajos se percibirán con mayor amplitud si se recurre a pisos con mármol. Con menor amplitud, con alfombras. Con un mayor balance y equilibro, con madera.

Cama: No colocar bajo la cama ningún objeto. Éstos representan actividad que altera un sueño tranquilo. La cama no debe estar frente a la puerta de entrada porque la energía sexual y afectiva se pierde en forma rápida y puede provocar incomodidad por la sensación que alguien pueda entrar aunque la puerta se encuentre cerrada. Es importante dormir con la cabeza hacia al norte para afianzar el vínculo matrimonial y la sexualidad con la pareja. Para lograr una atmósfera que despierte los impulsos sexuales de ambos, es indispensable evitar que los pies de la cama estén de frente a una puerta. Esto genera discusiones abruptas y constantes. La distancia entre la cama y una ventana debe ser la suficiente para no ser una distracción, y dar una sensación de amplitud al dormitorio.

En cuanto a los colores, puedes usar naranjas para la ropa de cama para inspirar mayor vitalidad física en la pareja. El rojo para la alegría y pasión (no recomiendo abusar mucho del rojo, una relación sentimental no se basa sólo en la pasión). El azul marino favorece la comunicación profunda y la actividad sexual; el verde, la creatividad e impulsividad. Utiliza cada color en base a lo que quieras promover (ver la sección de los colores y la sexualidad). Es mejor que los materiales para la ropa de cama no sean sintéticos porque pueden provocar alergias o enfermedades. Cuanto más natural es la tela mejor. Por ejemplo, las telas de algodón o de seda son más confortables y dan una sensación de frescura a la piel.

Frente a tu cama puedes colocar un cuadro que simbolice y representante lo que la pareja quiera obtener o una imagen que les transmita amor, unión y fortaleza. Puede ser una diosa de cualquier religión, por ejemplo Kuan Yin, la diosa china de la compasión y el amor. En Japón esta misma diosa se llama Kanonn, y representa la misma energía. También puede ser una imagen de una flor, o alguna otra pintura o foto que represente la energía femenina pura en sí misma. Básicamente recomiendo alguna imagen asociada con de la diosa Venus, la diosa del amor.

LA ILUMINACIÓN

Debe ser indirecta aunque sea brillante. Sobre la cama, debe ser suave. Puedes utilizar velas (para despertar el romanticismo). Evita tener aparatos eléctricos en la recámara ya que provocan inquietud y ansiedad. Si tienes una televisión en el cuarto, puedes colocarla en un mueble de madera que tenga puertas y se cierren cuando te vayas a dormir. En el dormitorio, nuestro último refugio, no se recomiendan computadoras, televisores ni equipos de sonido de ninguna especie.

ELEMENTOS QUE DISMINUYEN LA ENERGÍA SEXUAL

El desorden se debe evitar porque provoca que la energía se estanque y no se distribuya. Es importante tratar de no llevar alimentos a la habitación salvo si son para utilizarlos en forma erótica. El olor a los alimentos genera poco deseo sexual, y falta de comprensión en la pareja.

ELEMENTOS QUE AUMENTAN LA ENERGÍA

Para generar energía positiva se pueden utilizar una serie de elementos como plantas, cristales de roca, campanillas de viento y móviles de madera o metal.

Objetos: La cantidad, la forma, la orientación, la limpieza y la colocación de los muebles, y adornos, son aspectos que influyen en la sensación de bienestar con tu pareja. No cubras ni satures la habitación de cuadros, adornos, mesas o aparatos eléctricos; llenan el espacio y ocasionan en la pareja tedio y agotamiento, reduciendo así la intimidad y sensualidad, y posponiendo constantemente la actividad sexual.

Closet impecable: Limpia perfectamente tu closet y saca todo lo que no usas y lo que asocias con malos recuerdos, especialmente si eres soltero. El orden y los espacios vacíos sin tantos muebles u objetos funcionan maravillosamente si quieres sanar tu relación sentimental y sexual. Es importante realizar siempre una buena limpieza en el dormitorio para deshacerte de conflictos, decepciones, tristezas y sentimientos reprimidos, elevar tu autoestima, sentir libertad y respirar frescura. Diseña en el vestidor o closet un espacio donde colocar notas y papeles del trabajo. En el espacio dentro de la recámara no debe existir ninguna referencia que te recuerde tus obligaciones diarias o algo que distraiga tu atención. En caso de que no tengas lugar en el closet, existen cajas o canastas cerradas muy decorativas para guardar ese tipo de papeles o hasta para guardar la computadora portátil, y no tenerla dentro de tu campo de visión. Los espejos no se recomiendan en el dormitorio, deben ir en la puerta del closet, dentro del mismo.

Muebles: Antes de comenzar a mover los muebles de tu dormitorio, analiza tu relación con ellos y la utilidad de cada mueble. No los desplaces solamente por seguir instrucciones; encuentra un sentido a cada lugar y objeto. Solamente en el caso de que un mueble te guste mucho o no lo asocies con alguna persona de tu historia personal compra muebles usados. Trata de crear tus propios muebles o de comprarlos nuevos. La energía que se desplaza en los objetos y en los muebles es muy personal y poderosa. En general, las personas dejan su toque energético personal en cada objeto.

Muebles agresivos: Los muebles con esquinas puntiagudas ocasionan constantes diferencias de opinión, individualismo y egoísmo. Lo ideal es que todos los muebles tengan esquinas y bordes redondeados.

Fertilidad Si tu y tu pareja desean tener un hijo, se recomienda hacer el amor en una posición norte o noroeste. Si se desea una hija, utilizar una posición este o sudoeste. Evitar siempre hacer el amor sobre un cristal o metal. La unión será más fértil y placentera si toma lugar cerca del agua, la madera o la tierra.

Puertas: En caso de que en el dormitorio hayan dos puertas una frente a la otra o que estén alineadas, es importante colgar un objeto llamativo a la altura de los ojos sobre el marco de la puerta, especialmente algún objeto que provoque amor, como un cuadro o tapiz de amantes o de dioses hindúes que son muy tiernos, también puede ser un paisaje bello que inspire paz. Si existen dos puertas en el dormitorio y una de ellas tiene la entrada obstruida, o da directamente a otra pared, es mejor anularla o colgar un espejo en la pared directa a la puerta para que la energía penetre en ese espacio entre la puerta y la pared.

Fuentes de agua: El elemento agua se relaciona con la profundidad de pensamientos, aventura, libertad y en exceso puede fomentar sensación de soledad. Es recomendable colocar alguna fuente de agua en el dormitorio o cerca de la puerta de éste para atraer la comunicación, la libertad, la aventura y la actividad sexual. No coloques una fuente cerca del lado derecho de la puerta o de espaldas a ésta, pues estimula la infidelidad en tu pareja. Lo mejor es colocar una fuente sobre el lado izquierdo de la cama que fluya en forma natural para fomentar los sentimientos de amor y ternura.

Trucos para el Dormitorio

Cuando la relación sentimental y sexual se está viendo agredida y lastimada por chismes y comentarios ajenos se sugiere colocar un tazón de porcelana con sal gruesa o en granos en la esquina suroeste de la cama y dejarla por una semana, renovando la sal todos los días. Para fomentar el romanticismo y la libre expresión de los instintos, se puede colocar un jarrón con flores frescas de muchos colores y una escultura metálica agradable. En casos de falta de deseo sexual: Cojines o almohadones de tonos pastel, como rosado, durazno, beige intenso, sábanas en tonos frescos y suaves, y alternar con algún color vital como el amarillo y el naranja puede ayudar a este objetivo.

Telas: En aquellos dormitorios donde conviven matrimonios que tienen varios años de casados y desean lograr una atmósfera suave y relajante, se pueden colocar sillones con telas de texturas y colores suaves. Materiales como el algodón y el lino así como colores verdes y azules fomentarán la creatividad. La lana y la piel así como los colores brillantes (naranja, rojo y amarillo) favorecerán la fiesta y la actividad sexual de la pareja.

Las plantas: Las rosas significan amor, el clavel se recomienda para atraer la buena suerte en el amor, la orquídea representa fertilidad y fuerza. La flor de las frambuesas promueve el compartir. (Ver significados en la sección de flores en el primer paso de los elementos de *La Dieta del Amor*.)

Los cuarzos o piedras: Aquellas que van a favorecer la energía del amor son el citrino, el cuarzo blanco, el cuarzo rutilado, el cuarzo ahumado, el cuarzo rosa, la aventurina, la esmeralda, el jade, la rodocrosita, la turmalina verde, rojiza y rosa. Puedes colocarlas en pares de forma esférica en el suroeste de las habitaciones o en el área donde se hace el amor.

Para Fomentar la Fidelidad de la Pareja...

En el dormitorio puedes colocar todo aquello que te simbolice amor, por ejemplo: Dulces: es recomendable colocarlos en un recipiente de cristal herméticamente cerrado. Una esfera de cristal facetada para armonizar la energía de la relación. Figuras o cuadros de animales en pareja como gansos, caballos de mar, patos o pingüinos que se caracterizan por su lealtad.

Cuadros de dos pájaros o dos mariposas representarán el amor romántico y la fidelidad. Colocar objetos en pares que correspondan a intereses tanto tuyos como de tu pareja.

LISTA PARA UN DORMITORIO EN ARMONÍA

Si tienes que decorar tu dormitorio, es importante tener muy en cuenta todos los elementos que se han planteado anteriormente. Recuerda que la energía sexual, la libido, es una manifestación que se percibe a través de los sentidos. Para aplicar este concepto a la ambientación con amor, debemos examinar nuestras propias percepciones.

Realiza una lista a solas si eres soltero o con tu pareja de:

1. Tres colores preferidos

2. Tres fragancias preferidas

3. Tres texturas preferidas

4. Tres melodías preferidas

Luego anota con qué recuerdos, cosas o personas asocias los distintos elementos. Entre los integrantes de la pareja pueden comentar los hechos y buscar la forma de armonizar todos y cada uno entre sí.

Si eres soltero, es importante que todos los elementos que asocies sean de bienestar, placer, y amor. Esto es para no recordar situaciones que te puedan provocar tristeza o melancolía.

Espacios Infalibles para el amor

BAÑERA
El baño de inmersión es un clásico que no por muy difundido ha perdido su efectividad. La mezcla de olores, el vapor del agua y algunas sales aromáticas pueden brindarles un estado de relajación muy particular e ideal para hacer el amor tomándose todo el tiempo del mundo para descubrir el cuerpo del otro. Luego, una ducha puede coronar la escena con un encuentro más "movidito."

LUGARES PÚBLICOS
Todos alguna vez fantaseamos con hacer el amor en un lugar público. El exhibicionista que tenemos adentro debe liberarse al menos

un poquito en algún momento. Por eso, nada mejor que dejarte llevar por el deseo en callejones oscuros, terrazas, ascensores o en las escaleras del edificio en el que viven los padres de tu pareja. Aunque es peligroso, el sabor del riesgo no tiene igual. Las escaleras son muy recomendadas para el sexo oral.

ÁREAS ABIERTAS

Hacer el amor en una playa frente al mar o a las orillas de un lago en medio de las montañas es algo para ser experimentado, especialmente dentro del mar, de un río o de un lago. A la hora de elegir tu destino de vacaciones ten en cuenta un espacio para compartir con tu pareja. Puedes inventarte tu propio parque de diversiones en la naturaleza.

EXPLORAR LA CASA

Es muy importante abandonar la cama para visitar la mesada de la cocina, la mesa del comedor y hasta el césped húmedo del jardín. Lo importante es no acostumbrarse a un solo lugar y sus posibilidades porque eso llevará a tu libido a la ruina.

Espacios no Recomendables

EL AUTO Y SUS MITOS

Un automóvil no es más que una cabina cerrada de 80 pulgadas por 80 pulgadas; puede ser un sitio excitante para una primera vez. El auto es una salida digna cuando no tienes otro lugar, pero no es un espacio erótico muy confortable, puede convertirse en un largo camino lleno de golpes en la cabeza y calambres que no son positivos para mantener el erotismo y la excitación.

EL PISO SIN ALFOMBRA

Si sientes una necesidad incontrolable de pasión recuerda, no te quedes en el piso frío. Es algo poco recomendable porque la espalda, los huesos o las rodillas no se encuentran muy relajados y podrás terminar la relación con un sabor amargo. Los mejor es colocar al menos una mínima colchoneta para amortiguar los golpes y que no queden tantos moretones.

Espacio Mental

No necesariamente necesitas un espacio físico para que tu erotismo vuele. La imaginación puede crear infinitos espacios mucho más confortables y sin reglas arquitectónicas. Para recrear las relaciones con erotismo e imaginación, sólo es necesario contar con los siguientes elementos:

- ♥ Ámate a ti mismo y bríndate el placer que necesitas, y permite que tu pareja también lo perciba y sienta.

- ♥ Comparte tus fantasías sexuales para estimular la relación en pareja.

- ♥ Mantén el buen humor para comprender y superar las limitaciones de la relación.

- ♥ Escucha al otro y respeta sus intereses y deseos.

- ♥ Usa la creatividad para imaginar historias de seducción.

- ♥ Muéstrate dispuesto para jugar al amor.

- ♥ Intenta superar la ansiedad de perder al ser amado.

- ♥ Sé compasivo y tolerante contigo mismo y con los demás.

- ♥ Comprométete contigo mismo y con tus acciones.

♥ Comprende a los demás y a tu pareja, siempre que esto no te quite libertad interior de elección.

♥ Si quieres recibir amor date a ti mismo lo mejor.

Consejos

Para que el erotismo vuele tanto en tu vida diaria como en tu imaginación, sigue los siguientes consejos y pronto verás como el amor llegará a tu puerta.

♥ Concéntrate en los sentimientos placenteros y disfrútalos.

♥ Olvida los recuerdos negativos. Cuando aparezcan en tu mente, no te alimentes de ellos.

♥ No te distraigas de tu pareja y programa un día de la semana para concentrarte sólo en ella. La mejor manera de olvidarse de las distracciones es reconocer que están y dejarlas ir. ¿Por qué no quedarte en la cama una mañana del fin de semana disfrutando de la compañía mutua, ver juntos una película erótica, escaparse un fin de semana sin chicos o dormir alguna noche en un lugar diferente?

♥ Deja que tu mente vuele. Pon una música suave, cierra los ojos y deja que tu mente se llene de imágenes eróticas. Fantasear no implica que se hagan realidad, representan un potente afrodisíaco a tu disposición.

♥ Jugar es divertirse, y sólo la intimidad permite ponerse ropas distintas, recrear personajes. A algunos les gusta jugar al "doctor," otros prefieren ser la "profesora y el alumno," etc. Juegos en espacios desconocidos, fuera del dormitorio, divertirse en pareja, reírse, competir, cambiar cosas, hacer chistes, asistir a lugares diferentes cada vez.

♥ Utilizar los afrodisíacos verbales. A muchas mujeres les excitan frases más románticas, piropos y cosas halagadoras. También se puede encontrar un lenguaje común, excitante para ambos. (Ver *La Dieta para Rescatar el Deseo*)

♥ Los sonidos del amor: susurros, jadeos, suspiros son excitantes para mujeres y hombres. Por otro lado el producirlos también aumenta la excitación de la pareja (ver *La Dieta de la Inteligencia Erótica,* sección, el oído).

♥ Algunos hombres y mujeres disfrutan de las palabras fuertes. En ese caso, no dejarlas de lado y utilizarlas para excitar al otro. (Consulta *La Dieta para Rescatar el Deseo*)

Dos

LA DIETA DEL SEXO RÁPIDO

El sexo rápido es un acto sexual realizado de forma rápida y espontánea, con gran nivel de sorpresa y creatividad.

EN CUALQUIER LUGAR Y A LA HORA PERFECTA

No hay que confundir el sexo rápido con una situación de eyaculación precoz o con una penetración rápida y terminar con el tema cuanto antes. Normalmente este tipo de sexo suele ser bastante frustrante. Aquí se trata de dejarse llevar por los impulsos sexuales en un arrebato de pasión desenfrenada. Seguramente puede ser igual de emocionante el sexo con el ruido de pisadas cercanas, murmullos de gente o escuchando baladas a la luz de las velas. Por lo tanto las claves para el éxito son: la sorpresa, la excitación y el buen humor. Es ideal cuando...

♥ Los dos sienten un deseo repentino al mismo tiempo.

♥ Están muy excitados, pero se encuentran en un lugar público y no se puede justificar una ausencia demasiada prolongada.

♥ Ambos trabajan en exceso y están demasiado cansados para una sesión de sexo prolongado, pero están lo suficientemente excitados como para no renunciar a ello.

♥ Necesitan liberal tensiones (en el sexo rápido domina el instinto erótico).

El éxito de la velocidad depende de...

♥ Que sea una decisión compartida: ambos tienen que estar de acuerdo, para que puedan disfrutar de la misma manera.

♥ El factor ¡sorpresa!: El amor rápido no puede ser premeditado, necesita ser espontáneo y apasionado.

♥ El lugar: los sitios concurridos son los que crean más adrenalina, estimulan al cuerpo a moverse rápido y a la mente a concentrarse mejor. Prueba a hacerlo en el ascensor, la playa, el avión, el tren, el auto, el gimansio, el trabajo, la mesa de la cocina, el cuarto de baño en casa de amigos, el bosque, un columpio de parque vacío, un cine... ¡Hay infinidad de posibilidades!

♥ La discreción: aunque cedan a la tentación, siempre deberán estar pendientes de controlar la llegada de alguna persona en los lugares públicos.

♥ La ropa adecuada: no es necesario despojarse de la ropa durante el sexo rápido porque es más divertido no hacerlo. Aunque tengas el tiempo o el espacio suficiente para hacerlo. Tampoco es necesario que te desgarres o rompas las vestiduras, para realizar un sexo violento. Es más excitante dejar solamente desnuda la zona erótica. La falda es ideal para estos casos porque es súper sensual y rápida para manejar. Son muy sexies las camisas y vestidos que se abrochan por delante, y los sujetadores ligeros y elásticos.

♥ Las posturas adecuadas: si tienes una silla a mano, perfecto. La otra postura típica para el sexo rápido es de pie y contra la pared. La posturas más adecuadas las puedes encontrar consultando *La Dieta del Kamasutra para Cada Día.*

♥ Un poco de humor: en algunas ocasiones aunque seamos muy tradicionales es interesante degustar una dieta de buen humor, comentarios graciosos, y chistes previos al acto erótico. Una dieta de sonrisas puede alimentar luego otras situaciones sensuales y afectivas. Por eso, dejarse llevar por el impulso y el entusiasmo del erotismo, abandonárse y relajarse mientras realizas el acto sexual puede ser parte de la creatividad más sana de una pareja. Bromea con tu pareja y diviértete.

♥ Sexo oral: También puede ser muy placentero que la pareja realice un cunnilingus antes de salir o que la mujer realice una felación por debajo de la mesa en su oficina, o mientras van en el auto en medio del tránsito de la hora pico. (Ver *La Dieta de la Inteligencia Erótica*.)

En el sexo rápido no es necesario que haya penetración sino que se estimule la fantasía, confianza, y la amistad en la pareja. Encuentra en el amor tu único propósito interior donde puedas apoyarte, la plataforma de tu corazón. Practica las recetas de *La Dieta del Amor* y tus relaciones serán extraordinariamente placenteras de aquí en lo adelante.

Tres

LA DIETA PARA RESCATAR EL DESEO

¿Cuándo se esfumó nuestra pasión?, me pregunto sin descanso. Cada noche observo tu cuerpo al alcance de mi mano, pero sin embargo no te puedo tocar. ¿Dónde quedó el deseo? Conservo la esperanza de que exista un oculto y mágico lugar que guarde las emociones ardientes que anhelamos recuperar.

CONSECUENCIAS DE UNA MALA RECETA

Tal vez te haya tocado vivir la penosa experiencia de ver cómo se empieza a extinguir el apetito sexual en una relación amorosa. Es el momento en el que la conexión íntima desaparece por completo y el vínculo se empieza a deteriorar, aunque todavía existan factores como el respeto, la confianza y los recuerdos que nos siguen manteniendo unidos durante mucho tiempo más.

Ante la fatal evidencia de la pérdida de la pasión, nos empezamos a cuestionar si realmente nos interesa recuperar el deseo. ¿Todavía vale la pena intentarlo? La frustración se hace presente cuando sentimos que es imposible recuperar el deseo perdido.

A pesar de haberlo probado todo, utilizando cada uno de nuestros más creativos recursos en el intento por restablecer la conexión física: ya tocamos la piel de nuestro amante y no logramos revivir la química erótica. Imaginamos las fantasías sexuales más alocadas, pero en ese instante no funcionan. Y aunque le ordenamos a nuestro cuerpo que se excite con la persona que antes nos hacía temblar, el deseo ha desaparecido.

La mayoría de las parejas que se quejan de la falta de deseo sexual en el vínculo lidian con dos grandes fantasmas: la rutina y la costumbre. Para seguir sintiendo que son atractivos para sus parejas después de un tiempo juntos, hay quienes recurren a una lucha cuerpo a cuerpo contra las arrugas y el inevitable paso del tiempo. Otros buscan sostener la relación sexual deteriorada con estrategias en la cama, recursos artificiales que no resuelven el problema y que sólo lo evaden para no enfrentar la realidad. Algunas actitudes negativas que bloquean la energía sexual son:

- ♥ El miedo a la rutina cuando una relación se consolida.

- ♥ La incapacidad de perdonar conflictos pasados.

- ♥ El enojo reprimido con nuestra pareja.

- ♥ La frustración personal proyectada en el vínculo.

- ♥ El miedo a disfrutar, a ser amado y a sentirse seguro de la pareja.

- ♥ El error de confundir un problema con el rechazo sexual.

♥ El hecho de discutir compulsivamente para tapar la falta de deseo.

♥ La falta de respeto a las decisiones de la pareja.

♥ Las expectativas exageradas cuando se espera demasiado del otro sin ningún sentido.

♥ Miedo a herir: a veces el diálogo y el deseo sexual cesa por miedo, miedo a herir o a ser heridos por malos entendidos que nunca se aclaran.

♥ El deseo de cambiar al otro: este es unos de los problemas más comunes y difíciles en la pareja. Si deseamos un cambio es necesario comenzar por nosotros mismos.

♥ Descuido o abandono de los pequeños detalles o expresiones de amor: esas pequeñas atenciones como palabras dulces, muestras concretas de afecto, caricias, etc.

Sugerencias Concretas y Recetas para Superar la Falta de Deseo

♥ **Renunciar a querer tener siempre razón**: La necesidad de decirle al otro que se ha equivocado o la necesidad de tener siempre razón, es un error fatal que termina agotando al otro, haciéndolo que tal vez nunca te lo perdone.

♥ **Ser una pareja entre iguales:** En una relación madura ninguno de los dos ha de sentirse equivocado. No existe un modo acertado o un argumento vencedor, cada uno tiene derecho a tener su punto de vista.

- ♥ **Dejarle espacio al otro:** Cuando amamos a alguien por lo que es y no por cómo quisiéramos que fuera, resulta muy fácil dejarlo tener su propio espacio. Cada uno tiene derecho a ser sí mismo y a dedicar su tiempo y su atención a lo que le interesa.

- ♥ **Aceptar al otro como es:** No tenemos la obligación de comprender por qué otro actúa o piensa de una manera determinada. Estar dispuestos a decir: No entiendo, pero acepto y confío en tu decisión.

- ♥ **Basta del eterno por qué:** En la pareja hay que superar la necesidad de entender por qué al otro le gustan determinados programas de televisión, por qué se acuesta a cierta hora, por qué come lo que come, lee lo que lee, se divierte con ciertas personas, le gustan determinadas películas o cualquier otra cosa. Tener una pareja no es poseer un hermano gemelo pegado a nuestro cuerpo, es comprender que la individualidad se debe respetar junto a la historia de cada persona.

- ♥ **Dejar atrás el orgullo personal y las propias razones:** Este tema puede matar el deseo de la pareja en poco tiempo, no hace falta defender nuestras razones para hacer las cosas. No necesitamos permiso sino comunicación y un agradable aviso y comentario de nuestras necesidades, sin mecanismos de defensa por anticipado. Muchas veces antes que la pareja nos diga o se refiera a algo ya nos estamos defendiendo pensando que es algo siempre personal, como niños que hicieron una travesura.

Cuatro

LA DIETA PARA LIBERAR EL EROTISMO

El arte amatorio puede trasformar la energía sexual y conectarnos con lo más sagrado de nuestro poder interior.

CUANDO EL DESEO AGONIZA

El perdón y la ternura son dos temas sobre las cuales es preciso reflexionar si se quiere renovar el deseo sexual en la relación de pareja. Para recuperar la química perdida y volver a ser tan apasionados como solíamos, lo importante es reconocer cuáles de todas las actitudes anteriores podemos reconocer como las causantes de la falta de libido en nuestra pareja.

Primer Paso

Intenta relajarte y respirar profundamente hasta evocar los momentos que te has enojado contigo o con tu amante.

Segundo Paso

Identifica tus "zonas sensibles." Se trata de aquellas cosas que te sacan de quicio y ante las cuales reaccionas con más intensidad que la mayoría de las personas. Identifica tus pensamientos automáticos o condicionados, aquellos que nacen sin sentido, y que te hacen reaccionar, sin alguna razón clara.

Los pensamientos automáticos son involuntarios: penetran o aparecen en la mente de manera automática. No son pensamientos reflexivos ni productos del análisis o el razonamiento de una persona sobre un problema, son "reacciones instintivas" ante determinadas situaciones donde aparecen fuertes sentimientos que una persona por algún motivo no puede manejar o aceptar concientemente. En general, los pensamientos automáticos son diálogos internos producto del miedo, la desconfianza, la falta de estima, y los sentimientos de culpabilidad. Estas reacciones son aprendidas en la infancia como un reflejo momentáneo de actitudes y creencias. En general, provenientes de la familia, la escuela y otras influencias sociales. En esos periodos del crecimiento de la persona aún no se ha desarrollado demasiado la capacidad racional de análisis. Estos pensamientos son asimilados y tomados como propios por la personalidad, por lo tanto la persona se identifica con ellos. Se acumulan en la memoria "esperando" a ser disparados por situaciones con carga emocional. Es en ese momento, donde la persona no se siente capaz de solucionar o enfrentar un tema, cuando éstos aparecen. Como un revólver que se dispara automáticamente.

Lo primero que se puede hacer para cambiar este modo de comportamiento es ser consciente de esos pensamientos automáticos.

Para ello puedes guiarte por tus emociones, de modo que cada vez que estás en una situación en la que te sientes mal, presta especial atención a lo siguiente:

Lo que te dices a ti mismo. Cuanto más intensa sea la emoción más evidentes (y fáciles de detectar) serán los pensamientos automáticos.

Las imágenes mentales. Si te imaginas, por ejemplo, en una situación humillante, es muy probable que sientas vergüenza y desaparezca el deseo sexual.

Tu monólogo interno; o sea, cuando te hablas a ti mismo y lo que imaginas, por ejemplo, te criticas automáticamente, te insultas a ti mismo, te ordenas reprimirte. Recuerda que todos esos detalles son importante porque puedes repetirlos sin ser conciente de tus emociones negativas o de tus autocríticas.

Tercer Paso

Con la práctica de este ejercicio te será cada vez más fácil conocer y estar alerta a tus mecanismos internos para modificar y cambiar tu actitud contigo mismo y con tu pareja. Recordarás momentos de tu niñez e incluso de algún otro momento que no habías registrado en tu mente de forma conciente.

Trata de comprender el motivo: pregúntate por qué te inunda esa sensación negativa o pensamiento automático. (También, puedes realizar La Dieta de la Relajación explicada en el cuarto y último paso de este libro. El ejercicio de relajación te ayudará a comprenderte mejor a ti mismo, a medida que lo realices.)

Finalmente, después de estar conciente de lo que te sucede, es importante que te reconcilies contigo mismo. La forma más fácil es tomar un cuaderno de notas y escribir: "Me perdono A MÍ MISMO, trataré de ser conciente de mis reacciones automáticas." "Me permito gozar SIN SENTIMIENTOS DE CULPA, merezco ser feliz y hacer feliz a los que amo."

Cuarto Paso

Puedes repetir y escribir estas afirmaciones todas las veces que retorne ese sentimiento o esas reacciones de insatisfacción. Además, es importante que te tomes unos segundos para repetir mentalmente estas afirmaciones que has creado.

Quinto Paso

Realiza una lista de las personas que necesitas perdonar. El perdón, como el amor, aumenta la vitalidad y la satisfacción personal. Anímate a hacer la prueba, no tienes nada que perder y un gran futuro que ganar.

LA IMPORTANCIA DE LA INTIMIDAD

La mayoría de las personas no puede hablar sobre su sexualidad sin avergonzarse, sin esbozar una sonrisa nerviosa. Pocos pueden mencionar sus órganos genitales en voz alta sin sentir vergüenza. Algunos ni pueden tocar sus cuerpos en la intimidad, o ver la desnudez ajena sin sentirse culpables, ansiosos o irritados.

La intimidad y el juego amoroso de la pareja, debe ser aceptado recíprocamente entre los amantes, para que éstos se expresen libremente a través de sus cuerpos y de los sentimientos de sus amantes. Pero cuando uno de los dos se rechaza a sí mismo, a su cuerpo y a sus emociones, teme que el otro lo maltrate y no acepta la intimidad, siente temor, angustia o ansiedad al contacto con el otro, surge el prejuicio social de la sexualidad, etc. Se produce la lejanía, el hielo, la barrera, y aparece la impotencia sexual o afectiva.

El cuerpo brinda la capacidad de sentir grandes niveles de placer, pero se puede bloquear esta posibilidad, por los múltiples factores que hemos enumerado, y a pesar de los adelantos científicos y sociales, existen muchos elementos desconocidos hasta ahora. En esta sección aprenderemos a liberar la sensualidad.

Las Dos Caras de la Sexualidad

Si la mujer o el hombre se sienten inhibidos por desconocer su cuerpo y sus placeres, pueden crear impotencia o insatisfacción en la relación íntima de pareja. A medida que ésta situación negativa se repite, la pareja puede sentirse frustrada o tener temor de llegar al encuentro afectivo y sexual.

Aquí se exponen dos escenas de la vida real. Se trata de una pareja antes de hacer el amor. ¿En qué son distintas estas situaciones? En la primera, gana la rutina, el desgano, el cansancio. En la segunda, algunas modificaciones hacen que la pareja transite el camino de la ternura hacia la satisfacción. ¿Te animarás a imitarlos?

ESCENA 1: INCONVENIENTES EN HORIZONTAL

Una pareja se encuentra en la cama. Ella, con cierto malestar, decide comenzar un diálogo:

"Nunca podemos hablar de nuestros sentimientos."

"Es verdad, afirma él, *cada vez que deseo hablar contigo de algo serio, me evades."*

"¿Por qué no dejamos de lado quién tiene la culpa y comenzamos a comunicarnos?" sugiere ella.

"De acuerdo. Quiero decirte que te amo, pero que últimamente mi deseo sexual está disminuyendo," explica él.

"Debe ser porque estás bajo mucha presion," dice ella.

"Sí, pero tú siempre esperas que yo tome la iniciativa y yo estoy cansado..."

"No entiendo, ¿qué pretendes?" interroga ella.

"Muy simple: que me seduzcas," le responde él.

"Lo mismo digo yo," sostiene ella.

"Todo es una cadena de cosas que se suman, mi amor, tal vez tengamos que hacer cosas nuevas."

"Yo no necesito ningún artificio," sentencia ella.

"Como prefieras... me voy a dormir."

Y él se da vuelta. En ese momento, ella comienza a acariciarlo y a seducirlo. Él recibe bien las caricias y comienza a tocar a su pareja, pero, entonces, ella reacciona: *"Yo también voy a dormir,"* dice, y con un gesto despectivo saca la mano que la acariciaba.

¿Cuántas veces sucede esto en una pareja? Acuerdos implícitos, no hablados en algunos casos, y que no llegan a concretarse, cierta competencia con mezcla de resentimiento, deseos de amarse y de separarse en conflicto. ¿Qué hacer para terminar con este comportamiento tan poco sensual?

ENTREACTO: SUGERENCIAS PARA CAMBIAR DE RUMBO

Crear un clima especial antes de hacer el amor, aunque sea una vez por semana.

Buscar un tema musical que le guste a tu pareja.

Colocar inciensos u aromas especiales para ambientar el acto de amor.

Encender velas del color que consideres más romántico.

Regalarle a tu pareja algún objeto que le recuerde que lo amas.

Preparar alguna conversación interesante y constructiva para compartir con tu pareja.

Buscar la manera de ayudarse mutuamente en las actividades diarias.

Llamar una vez por día a tu pareja y decirle: *"Te extraño."*

Elogiar a tu pareja frecuentemente y frente a otras personas. Eso aumentará su autoestima.

Si es posible, ver un vídeo educativo sobre sexo. Además, si lo desean, pueden ver vídeos con una trama, quizás más pornográficos que los otros.

Comunicarte libremente para manifestar tus fantasías más secretas y oír a tu pareja decir las suyas.

El hombre debe recordar que las flores son un regalo mágico,
la mujer necesita pensar en preparar una buena cena
romántica con vino o champagne.

ESCENA 2: EL CAMINO DEL PLACER
La misma pareja cena en un clima muy especial.

"Querida, ¿celebramos algo? Estás muy linda y la cena está deliciosa,"
dice él.
*"Te amo y quiero reconquistarte todos los días. Por eso estoy arreglada
para ti."*
"Yo quiero que me cuentes todas tus fantasías," le dice él dulcemente.
*"Tú eres mi fantasía en colores y gracias por acordarte de traerme mis
flores preferidas,"* dice ella.
*"Me encanta hacerte feliz. ¿Qué deseas para mañana? Porque todos los
días es bueno empezar de nuevo,"* afirma él.
*"Nada mi amor, tu sonrisa de la mañana, o tu llamada telefónica,
diciéndome "Te quiero," es todo lo que necesito."* Contesta ella.
*"Bueno entonces ya sé claramente que regalarte eso es fácil y muy
económico."*

Los dos sonríen en forma cómplice y satisfechos el uno con
el otro.

Como puede verse en este ejemplo, la clave para tener éxito en la
vida y en las relaciones afectivas es comenzar una relación nueva y
satisfactoria todos los días, dejando atrás los malos entendidos y los
momentos negativos.

Muchas veces, cuando mi esposo y yo pasamos periodos de
mucha tensión por temas de trabajo o circunstancias que siempre
acontecen, nos tomamos una semana de vacaciones virtuales. ¿En
que consisten estas vacaciones? Consisten en no criticar, no hacer
comentarios negativos, no reaccionar a la defensiva. Nos concentra-
mos en el compañerismo, en resaltar lo bueno, lo afectivo y lo sensual
de cada uno.

Esa semana se puede prolongar, sólo depende de mí y de él. Mantener la llama del amor es un trabajo muy bello. Es importante recordar siempre, igual que en una dieta, que en el amor hay que comenzar cada día de nuevo, y hacer los ejercicios con fe, convicción, fuerza, entusiasmo y disciplina.

Cinco

LA DIETA DEL REGALO

Recibir es el don de dar:
dar es el regalo del alma.
Es el mismo gesto.
Es abrir tanto la palma de la mano
como la del corazón.

EL PODER DEL REGALO

A veces no somos concientes de lo importante que es un regalo y de lo que esconde el hecho de entregarlo. El regalo puede ser considerado un deber social, una acción efectuada en beneficio de otra persona.

El efecto del regalo es recordarnos a la persona que nos lo ofreció y transferimos a ese objeto los sentimientos que nos vinculan a quien nos lo ha regalado. Así, se crea un diálogo nuevo con el objeto regalado y la persona.

Un regalo puede esconder un mensaje como...

♥ Te quiero

♥ Deseo que me quieras

♥ Me agradas

♥ Te deseo, quiero hacerte el amor

♥ Quiero que me aceptes como soy

♥ Gracias

♥ No me olvido de ti

♥ Quiero que me tengas en cuenta

Nadie duda que fechas como "San Valentín," el Día de la Madre o del Padre, las festividades como Navidad, Año Nuevo, o Reyes, y los sucesos sociales como un aniversario, un cumpleaños o una boda, son sinónimos de regalo. Pero en el contexto de una relación en peligro, un regalo puede hacer muchas cosas para mejorarla, como por ejemplo:

♥ Ayuda a mejorar las relaciones con los demás

♥ Deja traslucir una empatía o sentimiento de afecto hacia la otra persona

♥ Un deseo de expresar y reforzar una relación con alguien

♥ Un intento de beneficiarle o satisfacer sus necesidades

♥ Dar algo que el otro necesita

♥ Invoca y provoca la reciprocidad

♥ Sorprende y reconforta a una persona

Es importante no pensar en que nos gustaría que nos regalen sino pensar en algo que realmente el otro desea, y que está al alcance de nuestras posibilidades.

Lista de Posibles Regalos para un Ser Amado

Algunos de los objetos de la siguiente lista pueden cumplir una función, como rescatar el deseo de la pareja, y además convertirse en símbolos que reafirman el afecto del que da un regalo hacia quien lo recibe.

♥ Una prenda de vestir

♥ Una joya

♥ Una planta

♥ Un juego de café

♥ Un auto

♥ Una casa

♥ Un libro (*La Dieta del Amor,* por ejemplo)

♥ Un viaje

♥ Una computadora

- ♥ Una agenda tradicional o electrónica

- ♥ Una postal

- ♥ Flores

- ♥ Velas o porta-velas

- ♥ Vino o champagne

- ♥ Un perfume

- ♥ Una mascota, en este caso preguntar antes o tener la seguridad de que la otra persona lo desea

- ♥ Bombones

- ♥ Un portarretrato con una foto especial

- ♥ Una cámara de fotos

- ♥ Una cena

- ♥ Un juguete, aunque seamos adultos a todos nos gusta un regalo con un toque de ternura: un oso de peluche, autos de colección, etc.

- ♥ Una caja de cristal u objeto de decoración

- ♥ Un cuadro

- ♥ Una poesía

- ♥ Un DVD de una película o un CD del cantante o música favorita

♥ Un email especial

♥ Una carta urgente de amor

Ahora existen tarjetas de regalo que venden diferentes empresas que sirven para comprar libros, para ir a un Spa, para arreglar la casa, para comer en un restaurante, etc.

Si una persona nos envía una felicitación de Fin de Año nos sentimos forzados a corresponderle, si un amigo nos regala algo para nuestro aniversario pensamos en devolverle la atención en el suyo, si un matrimonio amigo nos invita a una fiesta en su casa, al despedirnos le preguntaremos cuándo vendrá a la nuestra. Lo mismo sucede con la pareja: un regalo invita a la reciprocidad, a pensar en el otro y puede romper un mecanismo de desinterés, porque todas las personas necesitan un estímulo concreto de reconocimiento. Todos seguimos siendo niños en un rincón del corazón, esperando el regalo especial de cumpleaños.

Seis

CONFESIONES SECRETAS DE LAS ZONAS ERÓTICAS

Cuando el Cielo y la Tierra entran en contacto
el agua y el fuego se unen
y todos los milagros se realizan y adquieren forma.
Nada se compara al instante en que el hombre se une en un solo
cuerpo con la mujer.
Solamente de la interacción de lo femenino y lo masculino
puede crear todo el universo con su bella simiente.

LOS MENSAJES ERÓTICOS

¿Cómo interpretar el lenguaje corporal? ¿Existen mensajes eróticos su-
bliminales? Mientras la nueva literatura feminista teatraliza la insa-

tisfacción de la mujer, los estudios psicológicos señalan al órgano masculino como el patrón central de la sexualidad. *¿Hombre y mujer podrán integrar y trascender las diferencias físicas y sexuales entre ambos?*

Nuestra sociedad evoluciona y este proceso trae cambios en diseños, conceptos, actitudes y, con diferentes interpretaciones, todas estas manifestaciones tienen algo en común, el vínculo de la pareja. En el presente, nuevas formas de expresión aparecen para delinear y abrir la gama de impulsos, emociones, pensamientos e ideas sobre la sexualidad. A pesar de las coincidencias o no entre ambos sexos, algunas limitaciones de género continúan vigentes. ¿Podrá el ser humano trascender su propia historia personal para comprender cuán inmenso y abundante es el universo de sensaciones que representan a cada persona en sus diferentes relaciones sexuales?

Imaginemos que las zonas eróticas de tu pareja y las tuyas dialogan entre sí: ¿qué expresarían? ¿Qué necesitarían? ¿Qué esconden?

Te propongo lo siguiente: Abre la pantalla virtual de tu imaginación utilizando la animación de tu interior. ¿Deseas intentarlo? Entonces, aprieta el teclado de tu ternura para seguir estas instrucciones y practica hoy mismo con tu pareja sin sentir pudor, solo como un juego o una confesión para volver amar con la misma pasión de la primera vez, cuando se estaban descubriendo el uno al otro. Realiza este ejercicio:

Confidencias de una Dama

¿Qué confesiones se atrevería a hacer una mujer al hombre, desde su zona vaginal? Por ejemplo: Cada vez que me abro a ti...

♥ Quiero sentir un maravilloso placer.

♥ Deseo una nueva sorpresa.

♥ Necesito un juego siempre particular y más profundo.

♥ Te entregaría toda mi energía para abrirme a tu mundo.

♥ Espero que puedas comprender mis emociones, sin juzgarlas, como lo hacían en el pasado otros hombres con mi madre o mi abuela.

♥ Deseo que respetes mis tiempos, siempre son diferentes y a veces más lentos.

♥ Necesito que conozcas todas mis dimensiones y códigos femeninos.

♥ En cada aroma y humedad que fluye de mí, quiero decirte que está mi amor esperando mezclarse con el tuyo.

♥ Lamento que hoy no pueda abrirme más a tu deseo. Hice lo que pude, pero no siento como antes tu potencia, lo lamento.

♥ Estoy triste, no he vuelto a sentir tu intimidad y nadie puede reemplazar tu ternura y la fuerza que colma todo mi ser.

Estas son las múltiples manifestaciones que podrían salir de la metafórica boca de una vagina.

Intimidad de un Caballero

¿Cómo imaginas el diálogo de la zona erótica y viril de un hombre con la de una mujer? Por ejemplo: Cuando te penetro...

♥ Me encantaría poder darte toda mi fuerza, para que siempre sientas algo nuevo dentro de ti.

♥ Temo, cada vez que penetro en ti, que compares mi virilidad con otro hombre y te pierda.

♥ Siento tantas ansias de poseerte que me pierdo dentro de ti y no puedo darte lo que tú deseas.

♥ Me duele sentir que cada vez que abres tus piernas y me brindas tu protección, reprimo mis impulsos y me frustro.

♥ ¿Por qué ignoras mi poder, porqué no puedo llegar a ti?

♥ Hoy siento que pude llenar tus expectativas y vi en el brillo de tus ojos el ritmo infinito de las constelaciones.

♥ Deseo explotar dentro de ti, hasta morir.

Igual que la zona erótica de una mujer, un hombre guarda sus tesoros en el interior de su cuerpo y su mente.

El lenguaje corporal es sutil, pero también puede ser claro, directo y hasta tan obvio que no podemos comprenderlo. ¿Cuántas ricas confesiones nos estaremos perdiendo de expresar en forma cotidiana? Qué diferente sería la historia entre un hombre y una mujer si las letras se hubiesen escrito con el cuerpo. Lo importante, para comprender el macroscópico universo humano, es abrir nuestros límites internos. Desnudarnos junto al otro para hacer el amor tanto con el cuerpo como con en el alma. Ahora, la pregunta es:

¿Podrás seguir a tu manera explorando el lenguaje de tu deseo? Depende de ti, porque la respuesta es tu sagrada verdad.

Siete

LA DIETA DEL LENGUAJE SENSUAL

Mientras susurraba en tu oído: ¡Quiero hacerte el amor!,
entre cada gemido, brotaba una palabra y comencé a
crear un juego.
Endulzando el goce y el placer creamos juntos un
nuevo verbo.
Engendramos un lenguaje sensual con penetración y pasión.
Con nuevos códigos que poseían todo nuestro fuego.

PALABRAS SENSUALES

El idioma es algo tan dinámico y cambiante que en todas las áreas de las vidas de las personas existen códigos diferentes, y estas formas nuevas de comunicación van cambiando según la moda, las edades o las costumbres del momento. En el campo sexual sucede lo mismo y las posibilidades son infinitas. El vocabulario para expresarse sexualmente es inmenso y, día a día, se van incorporando términos nuevos, imposibles de encontrar en los diccionarios tradicionales, pero que tienen su propio peso y muchas se van difundiendo de boca a boca, literalmente hablando.

Entre estos nuevos vocablos se incluyen términos anglosajones, latinismos e incluso expresiones callejeras nacidos de la picaresca imaginación de los perfectos y eternos amantes de siempre.

Toma un lápiz y un papel, toma nota, aprende y practica. Cuando te encuentres en el momento más excitante de tu relación sexual, con una pareja estable o no, puedes utilizar los siguientes términos eróticos ya sea como juego o como manera de diálogo para alimentar tus fantasías.

Glosario de Palabras Calientes

A la cubana: cuando la mujer masturba entre sus pechos al hombre.

A la hawaiana: recorrido del cuerpo con la yema de los dedos, usando aromaterapia, que finaliza con una masturbación.

A la japonesa: coito en el suelo o sobre almohadas, con numerosas posiciones en cuclillas.

A la napolitana: jugar al sexo anal la mujer con el hombre ya sea con juguetes eróticos, el dedo, o algún otro truco creativo, la mujer penetra al hombre.

A la rusa: un masaje en la base del pene para retrasar la eyaculación.

A la tailandesa: masaje realizado con los senos por todo el cuerpo.

Amrita: cuyo significado es néctar divino de la diosa, puedes llamar al líquido orgásmico de la mujer.

Bondage: una cierta forma de juego masoquista suave que consiste en atar a una persona y realizar sobre ella diversas prácticas eróticas estimulantes con la intención de retrasar el orgasmo.

Brazilian wax: hombres y mujeres totalmente depilados, como bebitos recién llegados al mundo.

Cherry: cuando la mujer es virgen o tiene poca experiencia sexual.

Coito reservatus: coito prolongado en el que la eyaculación es suprimida intencionalmente, pero no el orgasmo.

El camino árabe: postura de la mujer que cabalga sobre el hombre hasta llegar a tener un orgasmo.

French kiss: besos más profundos.

Finger game: utilización de los dedos para el erotismo, es muy común que las mujeres lo utilicen para realizar sexo anal a su pareja masculina.

Key kiss: cuando las lenguas se encuentran y abren las puertas al rito del amor.

Hentai (jentai): literalmente significa pervertido en japonés, y este nombre fue el que se le dio a las personas que exploran el sexo más allá de lo normal.

Hard-core: sexo fuerte y sin límites.

Horny: una mujer o un hombre muy calientes para el sexo.

Lesbos: la isla del mar Egeo, de donde provenía; a ella se le atribuyen prácticas homosexuales con sus discípulas.

Lingam: En lugar de hablar de pene, que es un término demasiado explícito, puedes utilizar esta palabra en tántrico.

Lolita: la mujer atractiva que sabe perfectamente sus dones físicos y usa toda su sensualidad.

Love toys: instrumentos y juguetes eróticos.

Maching: hombre o mujer que realiza el sexo en forma metódica y por largo periodo.

Menage à trois: fantasía de hacer el amor de a tres o realizarlo.

Metrosexual: una nueva clase de hombre que, sin ser gay, se preocupa de su cuerpo, no le importa mostrar sus sentimientos y reivindica su lado femenino.

Petit morte: un estado post-orgásmico en el que la mujer pierde el conocimiento, es decir, llega a un estado de clímax máximo.

Safo: Homosexualidad femenina. Deriva de Safo, poetisa y cortesana de *Spanking:* Azotes en las nalgas.

Striptease: jugar a quitarte la ropa.

Sulam: Preferencia de hombres maduros por mujeres que están en pubertad. Deriva de la denominación de las sulamitas, compañeras sexuales del Rey Salomón.

Sky dancing: término utilizado para describir un acto sexual trascendental, en el que los amantes, literalmente, "superan sus diferencias y bailan juntos en el espacio cósmico," todo un reto.

Sweet banana: se le llama al semen del hombre cuando eyacula.

Swinger: palabra internacional para identificar a las personas, grupos de personas o parejas que intercambian las parejas.

Yab-yum: postura donde ambos están sentados, la mujer encima de él.

Yogurcitos: se les dice así a los adolescentes cuando hacen el amor.

Yoni: palabra hindú para llamar a la vagina.

Watersports: persona que goza tomando la orina.

Utiliza todas estas palabras y disfruta, sin detenerte, con tu pareja.

Otra clave para excitar a la pareja es el sexo telefónico o también utilizando la computadora y participando en un Sex Chat, aquí puedes también utilizar las palabras del glosario caliente para excitar a la pareja.

LA RECETA DEL SEXO TELEFÓNICO O SEXO VIRTUAL

Cuando quieras reanimar el deseo con tu pareja o amante es interesante favorecer las fantasías con la ausencia del cuerpo. Además, el sexo telefónico o virtual muchas veces elimina las inhibiciones al no sentir la mirada del otro, se pueden confesar temas que son mas difíciles de hablar cara a cara.

Los diálogos por teléfono o por Chat crean un clima prohibido o de amor imposible, este es un juego de fantasías que siempre excita el deseo. Para tener sexo por teléfono o de manera virtual, no olvides los siguientes consejos:

1. Encontrar un lugar donde puedas estar a solas y no tengas interrupciones o te pueda escuchar otra persona.

2. Si participas en un Sex Chat en la oficina es importante que tengas cuidado con lo que escribes, guarda el contenido en un lugar donde nadie pueda encontrarlo.

3. Es importante que guardes la información de la conversación erótica en un archivo de tu computadora, para utilizar cuando la imaginación o la inteligencia sexual disminuya en otra jornada.

4. Si puedes combinar el momento del sexo o el Chat telefónico previamente con tu pareja, es mejor. Si lo deseas
hacer por sorpresa, recuerda que la otra persona puede
estar ocupada. Encuentra el momento justo para no ser
rechazado.

5. Comienza rápidamente a comunicarte en forma sensual y
provocativa. Este es el primer principio que deben seguir
los amantes.

6. Busca sonidos eróticos que puedan excitarte, como soplar,
enviar besos, ejercita sonidos sensuales en el teléfono. Si es
un Chat, envía los sonidos grabados con tu voz. Utiliza la
imaginación por ejemplo:

- Gemidos o gruñidos
- Palabras eróticas
- Fragmentos de una frase, pensamientos al azar.
- Como sientes tu cuerpo cuando hablas con tu pareja.
- Como te vas excitando.
- Las descripciones de lo que tú estás haciendo.
- Lo que deseas o te imaginas.
- Que harías si estuviera contigo.
- Pedir todo lo que quieras en su presencia.

7. Si al principio de esta nueva práctica te sientes un poco incómodo o tonto, lo importante es que te concentres en di-
vertirte y en recuperar el deseo y la atención de tu pareja o
amante.

Utiliza frases que exciten en forma rápida, para lograr no pensar
demasiado. Estas frases también se pueden escribir en un Chat, por
ejemplo, para excitar a un hombre:

♥ "Eres... insaciable. Imparable."

♥ "Me encanta... mirar tu cuerpo, te quiero y te necesito porque tú me excitas en forma única.

♥ "Quiero hacer el amor contigo toda mi vida."

Las mujeres pueden volver loco al amante diciendo:

♥ "Yo necesito sentirte dentro de mí."

♥ "Me excitas con tu voz."

♥ "Tu pene es como un helado de chocolate y quiero tomarlo."

♥ "Yo quiero sentir tu lengua entre mis muslos."

Para excitar a una mujer, puedes:

♥ Escribirle poesías o pasajes de una novela erótica.

♥ "Con solo pensar en ti, estoy excitado todo el día."

♥ "Me satisfaces con solo mirarte."

♥ "Tus pechos me excitan cuando caminas."

Estas frases son para comenzar el juego una vez que practiques la técnica del sexo por teléfono, tú mismo te sorprenderás de la creatividad que posees si logran excitarse y llegar al orgasmo...

Ocho

LA DIETA DEL STRIPTEASE

Desnudé mi alma contigo mientas te amaba.
Nada me impidió mostrarte todo mi ser.
Mis nalgas de leche, mis pechos de miel y rosas,
mis susurros y lamentos en esas noches sin pausas,
donde el amor no era un invento.
Mis curvas peligrosas se ondulaban con el ritmo de nuestro amor.
Te ofrecí todo de mí sin pensar.
No me arrepiento de haberte entregado mi cuerpo y alma.
Solo anhelo que siempre me desees como aquella primera vez.

CÓMO CONSEGUIR DESVESTIRSE A TIEMPO

El acto de desvestirse con soltura, arte y sensualidad crea una relación especialmente excitante e inolvidable con la pareja. Hacer un show de desnudo es sólo una cuestión de convicción. Hay algunos ejemplos en Hollywood, aunque es mejor no imitar a nadie, pero es divertido verlos, como el estilo de Kim Bassinger en *9 Semanas y Media* o el de Demi Moore en *Striptease*. Para los hombres, no existen muchos ejemplos, pero pueden visitar algún lugar donde las mujeres suelen ir a despedir la soltería. En esos lugares trabajan hombres "strippers," que tienen una forma muy masculina de desnudarse, y a muchas mujeres les encanta participar de esos shows. Lo más importante es seguir algunos consejos que daremos más adelante, en esta misa sección y encontrar su propio estilo.

Es importante primero mencionar algunos de los elementos a utilizar para tener éxito en La Dieta del Striptease para una noche de pasión, show y diversión. Las mujeres pueden utilizar:

♥ Las telas de encaje, satén y raso.

♥ Si la ropa interior se acompaña con una camisa o bata transparente, mejor.

♥ Las medias con ligas pueden llegar a ser el arma casi irresistible de las mujeres. Las medias caladas en particular, son muy sexy.

♥ La lencería: hay tantas clases como gustos, y puedes elegir la que a tu pareja y a ti más te gusten. Inclusive hay ropa interior que recrea personajes, a los hombres más jóvenes les enloquece ese estilo. Pueden disfrazarse de colegiala, maestra, hombre, para seducir y jugar a que son otros.

♥ Pelucas o ropas de cuero.

♥ Accesorios de ropa interior con pieles o cuero negro bien apretados son muy divertidos para un striptease. A algunos hombres les gustan las revistas ya muy conocidas en el mercado, puedes comprarte alguna para observar qué lencería utilizan.

♥ Una buena música bien erótica y sensual. Puede ser una música que le guste a tu pareja o que les recuerde alguna situación romántica.

♥ Luces sensuales. Las velas suelen crear un ambiente propicio para la seducción.

♥ Tranquilidad: Antes de empezar el show, desconecta el teléfono y cierra todas las puertas de tu casa para no tener ninguna interrupción.

♥ Una bebida agradable (no beber mucho alcohol, puede perderse el interés sexual).

♥ Accesorios, anillos, pulseras, pendientes, relojes, guantes, cinturones: hacen más lento el striptease pero más excitante.

♥ Antes de hacer el show, tomarse un baño relajante y colocar una crema aceitosa en todo el cuerpo para que la piel tenga aspecto brillante.

♥ Un perfume adecuado para el cuerpo y para el ambiente.

♥ Sandalias de tacón alto o botas de tacón fino.

No es aconsejable en esta dieta del striptease para las mujeres:

♥ Los conjuntos de algodón (no son muy sexies)

- ♥ Las medias largas con bombacha

- ♥ Los pantalones

- ♥ La ropa normal o de calle

- ♥ La lencería difícil de sacarse, por ejemplo, con tiras que se aten al cuerpo.

- ♥ Nada que tenga cuello alto

- ♥ Los tacones bajos

- ♥ La ropa de lencería que no arme el busto

- ♥ No a los bodys o enterizos de jersey.

Los hombres son más simples en la indumentaria, pero también existen prendas más sensuales que pueden utilizar para hacer su propio striptease:

- ♥ Calzoncillos tipo bóxer de algodón, negros, si puedes…

- ♥ Calzoncillo debajo del boxer, los que tienen una tira fina (cola-less) en la zona de las nalgas.

- ♥ Vaqueros o pantalones de bragueta con botones

- ♥ Una camisa bien ajustada

- ♥ Medias de algodón que combinen con los calzoncillos

- ♥ Un saco negro sencillo o clásico

♥ Una campera de jean o un chaleco

♥ Un sombrero negro o algún otro que sea interesante

♥ Gafas negras: brindan un aspecto misterioso e intrigante

NO deben utilizar:

♥ Zapatos de cordones

♥ Remeras o playeras

♥ Corbatas, menos todavía, en el caso en que nunca las utilices

♥ Ropa común antes de desvestirse

♥ Prendas interiores de colores extravagantes, o colores fuertes o estampada

♥ Calzoncillos de tela o largos

♥ Pantalones con cierre

♥ Ropa de playa

♥ Zapatillas o zapatos deportivos

32 Consejos para un Desnudo Unisex (Hombres y Mujeres)

Practica el desnudo siguiendo estos infalibles consejos, y utiliza los recursos y elementos antes mencionados para cada sexo.

1. No te apures ni anticipes tus movimientos.

2. Que tu espectador crea que aún no ha visto todo (por ejemplo, sácate una prenda y, en el momento que estás por mostrarla, cúbrete y sigue con otra prenda).

3. No intentes parecerte a nadie. Hay tantas formas de desnudarse como personas.

4. Mientras te desnudas, cuenta una historia, una que tenga sentido para ti.

5. No permitas que te hagan bromas. Desnudarse es un juego serio y erótico.

6. Canta un canción que te resulte excitante, si no te animas a cantar sigue su ritmo mentalmente.

7. Usa expresiones faciales divertidas, como besos, o mover la boca en diferentes formas.

8. Desnúdate en forma distraída, por ejemplo, las mujeres pueden dejar caer los breteles del corpiño, y los hombres, el cinturón cuando se desabrochan el pantalón.

9. Quítate algunas prendas en forma violenta y rápida, y otras veces más lenta y suavemente.

10. Sorpréndete a ti mismo mientras te desnudas, jugando y moviéndote sensualmente.

11. Acaricia tu propio cuerpo en las zonas eróticas.

12. Muévete todo el tiempo, así no piensas tanto en lo que haces.

13. Acércate a tu amante y tócalo, para luego alejarte y seguir el show.

14. Mantén una misma posición por algunos segundos, por ejemplo agachado/a en o estirado…

15. Utiliza una silla o un bastón, al estilo de la película cabaret.

16. Juega con elementos trasparentes, tipo cortinas.

17. Baila sensual y despacio, mueve siempre la cadera.

18. Mira a los ojos de tu pareja.

19. Para crear mayor expectativa a la hora de sacarte tu ropa interior hazlo lentamente, no te apures ni anticipes cada movimiento.

20. Que tu pareja crea que todavía no ha visto lo mejor, siempre insinúa que tienes más para ofrecerle.

21. Provoca el deseo para que te toquen y en ese momento aléjate más del otro.

22. Olvídate de si tu cuerpo luce bello o no, concéntrate en el acto de desnudar y excitar.

23. Prueba cosas con la boca y lame también mientras te desnudas, como una frutilla o un chocolate (consulta La Dieta de los Besos).

24. Si tienes una pareja establecida prueba grabar el desnudo, así puedes verte luego y modificar las cosas que no te gustan para mejorar el show.

25. Mientras vas haciendo el desnudo piensa qué parte de tu cuerpo le excita más a tu pareja y no le muestres esa parte hasta el final.

26. Utiliza toda tu fantasía erótica para provocar al otro mientras te desnudas, eso te estimulará a seguirte excitando.

27. Pídele algún regalo especial a tu amante después del show, como estímulo del desnudo.

28. No te olvides de relajar tu cuerpo mientras bailas.

29. Si sientes que te desconcentras del desnudo, no pienses en el otro.

30. Utiliza siempre el recurso de la auto estimulación.

31. No pretendas seguir el desnudo o insistir si tu pareja pierde el interés por alguna razón. Eso puede frustrarte. Prueba otra vez en otro momento. (Puede ocurrir que si eres una mujer, tu pareja se asuste la primera vez. Es común que a los hombres les guste ver un desnudo, pero luego saboteen la libertad de expresión de la mujer. Es raro que suceda en el sentido contrario, las mujeres pueden enloquecer por la novedad.)

32. Permite que tu pareja se desnude contigo.

La finalidad del striptease es expresar el erotismo, despertar deseo, sensaciones, nuevas posibilidades, jugar, desinhibirse. Aprender a amar el cuerpo. Recuerda que desnudarse es un juego con su dosis de misterio, magia, y sensualidad. ¡Practícalo hoy mismo sin dudar!

Nueve

LA DIETA DEL KAMASUTRA PARA CADA DÍA

Lograr un balance entre la energía erótica, afectiva, la conexión mental y espiritual, tanto con nuestra pareja como con nuestro interior, es el objetivo del Kamasutra.

LAS POSICIONES DEL AMOR

En general, la gente de Occidente asocia el Kamasutra con múltiples posiciones que se desarrollan durante el acto sexual, como una mezcla de acrobacia y pornografía. En el Oriente, en cambio, el verdadero sentido del Kamasutra está muy lejos de esa idea puramente física y sexual, porque esta obra plantea una disciplina espiritual de vida a través de la sexualidad, sin límites. El Kamasutra propone elevar la energía sexual a la conciencia para lograr la iluminación, un sentimiento de dicha sublime donde nos sentimos parte de la totalidad, donde nos percibimos como un universo, donde experimentamos una armonía y plenitud totales en todos los ámbitos de nuestro ser. Lo más extraordinario de este texto es que ninguna obra literaria de la India clásica o de otra cultura tan remota ha llegado a ser tan célebre en Occidente como el Kamasutra. El libro de arte erótico mundialmente famoso fue escrito por Mallanaga Vatsyayana en el siglo III d. C.

El objetivo del Kamasutra es aumentar el éxtasis erótico y la integración de la mujer y del hombre con todo el poder divino interior que el sexo puede despertar y expresar en todo ser humano. Además, la idea que propone esta técnica es que cada encuentro sexual con nuestro amante es una celebración, una fiesta, algo mágico y extraordinario, algo diferente sucederá en cada ocasión y la pareja logrará canalizar una poderosa energía divina. Lo que se logra a través de la combinación de técnicas sexuales, especialmente posiciones amatorias.

Según el creador del Kamasutra . . .

Vatsyayana, el autor del Kamasutra, aseguraba que la primera vez que se produce la unión o acto sexual, la pasión erótica del hombre es intensa y muy corto el tiempo en que la desarrolla, y en los siguientes contactos con la misma persona sucederá lo contrario. En cambio, en la mujer la primera vez su pasión es débil y necesita más tiempo para satisfacer su deseo y, a medida que transcurren otros contactos va profundizando y aumentando su pasión, necesitando menos tiempo para llegar al orgasmo. Precisamente, el Kamasutra explica que toda relación sexual necesita de juegos amorosos, y diferentes posturas tanto como para conocer a la pareja como para disfrutar del acto sexual plenamente.

La Dieta del Kamasutra propone experimentar, realizar y practicar cada día una nueva posición con el objetivo de lograr un mayor equilibrio de la energía corporal, emocional y mental, disfrutando de una nueva forma de relaciones sexuales saludables y fortalecedoras.

Con las claves del Kamasutra, cada postura transforma las relaciones sexuales triviales en diferentes y únicas. Además, en esta dieta aprenderás a desarrollar tu propia creatividad erótica y transformarás el sexo en una experiencia más que fascinante.

Consejos para Gozar cada Postura

Es importante saber que los movimientos de los cuerpos, la mente, las emociones y el espíritu son energías que fluyen en forma de espiral. Esta afirmación es real y verdadera tanto para el acto sexual como para cualquier situación individual en nuestra existencia. Esta dieta tiene un éxito total cuando te encuentras conciente de que la mente vibra a una frecuencia mucho más rápida que el cuerpo. Para que cada postura fluya como una danza, es importante lograr que la mente se equilibre con la energía del cuerpo. La mejor forma es disminuir el ritmo de la respiración de forma conciente y permitir que el cuerpo se relaje cada vez más. Estos son los cuatro conceptos que funcionan en varias dimensiones de la energía:

♥ **Tomar conciencia:** En medio de la excitación erótica, es importante que la pareja mantenga una actitud de relajación para ejercitar el movimiento correcto con todo el cuerpo. Lograr un estado de serenidad a través de una respiración controlada y profunda es una forma de seguir el ritmo perfecto de la dieta del Kamasutra.

♥ **Integración:** Todas las posturas involucran movimientos rítmicos, con la práctica del Kamasutra comenzará a sentir que cada postura va integrando a la pareja en un solo ser.

♥ **Voluntad:** Es importante la persistencia interior para llevar la mente y la experiencia sexual más allá de lo ordinario y trasformarla en una vivencia divina y cósmica.

Estos puntos están siempre ligados uno con el otro y son dependientes en sí mismos para lograr la mejor postura del Kamasutra. Lo que más se destaca en estos conceptos es que a medida que el cuerpo y la mente se encuentran en estado de relajación, la pareja va sintiendo más goce y excitación. Sin embargo, en Occidente se asocia excitación con nerviosismo, y sin duda es la tensión muscular y mental la que provoca la frigidez en la mujer y la eyaculación precoz o la impotencia sexual en el hombre. Existen reglas de oro para el control total de las posturas, que están basadas en la comunicación verbal y no verbal mientras se realiza el arte del Kamasutra.

10 REGLAS DE ORO PARA LA PRÁCTICA DEL KAMASUTRA:

La mente del ser humano siempre está agitada por los pensamientos y a veces estos últimos nos alejan del placer. Para una relación en armonía total con nosotros mismos y nuestra pareja mientras realizamos las posturas, podemos expresarnos verbalmente, aunque muy pocas personas saben o comprenden que este tipo de relación no corresponde al idioma del cuerpo, sino al de la mente.

¿Cuándo se produce un diálogo corporal? Se produce cuando colocamos toda la atención y concentración en los sentimientos. El cuerpo responde mejor cuando prestamos atención a lo que estamos sintiendo, a nuestras sensaciones físicas y a lo que pensamos. Esta forma de expresión nos lleva a un mayor contacto con nosotros mismos y a la apertura de nuestro corazón para sentir el amor en toda su dimensión e intensidad. Para experimentar este tipo de comunicación es importante:

♥ Percibir la respiración de tu cuerpo y el ritmo de tu pareja.

♥ Disminuir el ritmo de tu respiración hasta que tu cuerpo se relaje en cada postura a medida que te mueves y cambias la posición.

♥ Practicar la comunicación no verbal, mirando a tu pareja a los ojos, percibiendo en cada gesto sus sentimientos.

♥ Expresar con tu cuerpo todo lo que vas sintiendo.

♥ Ser consciente como tu cuerpo responde a cada estímulo sexual que recibe.

♥ Escuchar atentamente los sonidos de tu cuerpo, relajándote cada vez más.

♥ Cuando una sensación sea grata, tratar de relajar tu cuerpo lo mejor posible, tomar conciencia y disfrutar más profundamente.

♥ Cuando alguna sensación sea incómoda, tratar de cambiar lentamente la posición, comunicándole suavemente a tu pareja sobre el cambio de la misma, tratando de no interrumpir el goce del otro.

♥ Permitirle al otro que se exprese.

♥ Es importante que el hombre no haga cambios muy bruscos de posición, esto puede afectar la sensibilidad de la mujer para la penetración y dificultar el cambio a la siguiente postura.

♥ Permitir que te invadan todas las sensaciones de percibe tu cuerpo sin juzgarlas o tratar de interpretarlas. ¡Disfruta!

LAS POSTURAS ERÓTICAS PARA CADA DÍA

Las posiciones eróticas del Kamasutra estimularán tu imaginación y tu placer. Aquí puedes encontrar una posición para practicar con tu pareja cada día del mes. A medida que practiques cada postura, lograrás espontaneidad, fluidez y cada posición creará entre la pareja una danza igualable solamente al movimiento de las estrellas.

1. EL CANGREJO

El hombre se apoya sobre una mesa y su compañera se pone de pie frente a él, dándole la espalda. El hombre toma a su compañera por las caderas y la acerca poco a poco a su pene. Mientras la mujer es penetrada por su pareja se inclina hacia delante, lo máximo que su flexibilidad le permita. Se recomienda utilizar esta postura cuando la mujer esté bastante lubricada, ya que se consigue una penetración profunda. Es una posición muy satisfactoria para el hombre ya que puede tocar a su mujer y penetrarla también en forma anal. A diferencia de la posición de sorpresa, esta es una posición donde la pareja se prepara más cómodamente para hacer el amor. El hombre puede calcular mejor sus movimientos, y la mujer puede apoyarse y reclinarse en la pelvis de su amante e ir cambiando la posición a medida que va graduando la penetración.

2. LA ENTREGA

La mujer se acuesta sobre la espalda con las nalgas apoyadas en el borde de la cama y deja caer las piernas sobre el suelo. Luego espera ser penetrada por su amante con las piernas y los brazos abiertos. Él se arrodilla frente a ella, e introduce su pene entre sus piernas y la toma por los muslos con ambas manos para apoyarse e impulsar la penetración.

Esta posición es ideal para mujeres que necesitan sentir mas profundamente a su amante y que necesitan auto erotizarse tocando su clítoris. Para el hombre es ideal porque equilibra el control del ritmo sexual con el movimiento de sus manos sobre las piernas de su compañera.

3. LA BOA

La mujer se encuentra acostada boca arriba, abriendo y elevando las piernas flexionadas, invitando y provocando a su amante a disfrutarla. Él se acuesta encima de ella y la penetra plenamente. Mientras tanto ella mantiene elevadas sus piernas y luego las cierra como abrazando a su compañero. A su vez entrelaza los brazos detrás del cuello y la espalda de su compañero.

Esta postura es una variante de la profunda, pero es más cómoda y se recomienda por el placer que le otorga a la mujer la posición de sus piernas. Es una posición muy tierna para amantes que necesitan integrarse plenamente y se sienten cómodos con abrazar al otro con todo el cuerpo.

4. EL TAO

El hombre se coloca de cuclillas sobre una superficie sólida y estable; la mujer se sienta sobre su compañero, de cara a él. Para una mayor estabilidad, el hombre puede apoyar la espalda contra la esquina de la cama o algún otro soporte vertical. Es una posición original y divertida, pero la desventaja es que el hombre puede agitarse demasiado al no sentirse muy estable sobre su piernas por el peso de la mujer. Por ello puede perder la erección o no mantener el ritmo sexual.

Si el hombre está dotado de flexibilidad y resistencia, esta posición tiene una variante muy atractiva para los amantes del balanceo durante el coito. En cuclillas, el hombre recibe a la mujer preparado para quedar realmente extasiado: sus movimientos pueden imitar los de una hamaca, yendo de atrás para adelante con los pies bien apoyados en el piso. De otra manera, él puede quedarse inmóvil y dejar que ella se mueva hasta el final.

5. LA SEDUCTORA

Ella se acuesta de espaldas con las piernas ligeramente abiertas. Él se tiende sobre su compañera. Esta postura es una variante de la catapulta pero mucho más cómoda para la mujer porque mantiene su pelvis apoyada en la cama. La mujer eleva una pierna y la lleva hasta por encima del pecho del hombre. Para prolongar la excitación, el hombre baja la pierna de la mujer hasta la cama, para así descender con su cuerpo y poder penetrarla mejor. Y luego la vuelve a colocar en su lugar.

Esta posición puede reforzarse más allá si la mujer puede poner sus pies en las nalgas de su compañero. Agrega una sensación particularmente deleitable para la mujer cuando el hueso púbico del varón suavemente va presionando y tocando el clítoris. Para conseguir mayor placer, ella deberá flexionar una pierna, apoyando la planta del pie sobre el pecho de su pareja. Así ella podrá rechazar o admitir los empujes de su pareja según su gusto e imponer su propio ritmo en el coito. Está es sólo una variante ligera a la posición tradicional pero este cambio simple tendrá efectos muy claros en su percepción erótica.

6. LA EXPLOSION

Esta posición es una variante del abrazo total, es una postura muy recomendable para el sexo rápido. Movido por el impulso erótico de la pareja ambos se encuentran de pie, frente a frente. Él se equilibra adelantando uno de los dos pies para abrir el ángulo de las piernas. Ella levanta levemente una de las suyas para dejarla apoyada sobre el muslo del hombre. El hombre puede ayudar a su compañera tomando la pierna con su mano. Lo que complica esta posición es una diferencia marcada en cuanto a las estaturas. Si el hombre es más alto puede separar los pies, así como flexionar ligeramente las rodillas, esto le permite lograr un mejor ángulo de entrada a la vagina, o bien, la mujer puede levantarse sobre las puntas de los pies. Lo mejor es que el hombre esté apoyado en la pared, y así frente a frente se hace la sublime penetración con el hombre acometiendo poco a poco.

7. EL MONO

El hombre está acostado sobre la espalda, las piernas elevadas y flexionadas y apoyadas sobre su pecho. La mujer se sienta sobre la parte trasera de los muslos de su pareja, usando los pies del hombre como un apoyo. La pareja se sujeta por las muñecas para asegurar una buena estabilidad. El hombre puede entonces levantar a su pareja con los pies para iniciar una estimulación vertical. Ella queda entonces encima de él cerrando sus muslos. Como sus muslos están cerrados, más presión se pone en el pene siendo esto muy agradable para el hombre. También, la mujer puede además aportar una estimulación suplementaria haciendo ondular su pelvis en un movimiento lateral circular. Las sensaciones son intensas y esta posición normalmente llevará rápidamente a la mayoría de los hombres al orgasmo.

8. LA TIJERA

Esta postura es muy original y requiere bastante destreza por parte de la mujer. El hombre está tendido de espaldas, apoyando los hombros sobre un cojín para elevar la cabeza y poder ser un espectador. La mujer abre las piernas y se acuesta encima del hombre en sentido contrario. Como en el caso del sometido, pero esta vez queda con la cabeza entre los pies del hombre. La penetración debe ser lenta y sensual. El ritmo del coito debe ser compartido, aunque es él quien tomándola por los muslos impone la velocidad. El hombre puede erotizar a la mujer penetrando con sus dedos la zona anal. Si la mujer es liviana, podrá sostenerla con un brazo alrededor de la cintura y usar la otra mano para acariciar sus senos.

9. LA HAMACA

Para realizar esta posición con éxito es recomendable que el hombre se siente sobre una superficie dura (no la cama), con las piernas flexionadas y se tome la parte posterior de sus rodillas. De esta manera, la mujer, con las piernas abiertas, se entrega a sus brazos y se deja penetrar acomodándose en el espacio que queda entre las piernas de él y su tronco.

Él presiona con las rodillas el cuerpo de su compañera, la atrae hacia el suyo provocando el vaivén de sus cuerpos, mientras le besa los pechos que están a la altura de su rostro, este placer de sentir el estímulo pectoral para la mujer es delicioso y para el hombre es apasionante. La mujer con el cuello inclinado hacia atrás, sumisa, disfruta del increíble placer que le brinda su compañero.

10. LA MATRIZ

Con las piernas juntas y recogidas (para presionar bien el pene), la mujer se tiende de costado y relaja su cabeza hacia atrás mientras él la penetra, ya sea por la vagina o por el ano. Esta es una excelente posición para sexo anal. La mujer que se atreve a vivir esta experiencia del placer anal puede completar e integrar su cuerpo como un perfecto universo para amar y gozar sin detenerse en la calidad y cantidad de erotismo. Los movimientos deben ser suaves y coordinados y la penetración lenta y profunda. Ambos cuerpos se amoldan como dos piezas perfectas de un rompecabezas.

Esta postura es ideal para mujeres que tienen problemas en alcanzar el orgasmo y/o gustan de la fricción del clítoris durante el acto amatorio porque las piernas juntas logran este efecto tan placentero. Sólo tienes que relajarte y gozar plenamente.

11. EL TRAPECIO

El hombre se sienta con las piernas abiertas y su compañera, arriba de él, comienza a ser penetrada lentamente, la mujer comienza a sentirse plena y completa por su amante. El hombre tomándola de las muñecas, siente un goce indescriptible y la atrae hacia él hasta caer hacia atrás por completo. Es importante que la mujer esté súper relajada y entregada a la fuerza de su compañero que la atrae hacia su cuerpo con sus brazos provocando la embestida necesaria para el acto amatorio.

Es una postura combinada de varios movimientos, ya que requiere la liviandad de la mujer. Se necesita bastante equilibrio en la pareja combinado con la fuerza y habilidad del hombre. Esta postura es ideal para cambiar la rutina y probar nuevas emociones. Luego de probar estas sensaciones, será imposible negarse a realizar el acto sexual.

12. EL PLACER INFINITO

Ella se acuesta boca arriba, mientras toma aire y respira por el éxtasis de mostrar su sexo a su compañero al levantar sus piernas en posición vertical. Deja que él sostenga sus piernas, arrodillado al final de su cuerpo y apoyando el otro brazo en el piso. El hombre penetra, domina y posee el control. La postura permite variar el sentido de la penetración y la apertura de las piernas.

Los rostros no pueden acercarse y las manos del hombre poco pueden hacer en esta posición, porque permanecen estáticas, lo cual genera una ansiedad sumamente excitante. Los dos cuerpos corren juntos la carrera para llegar al orgasmo y reflejan en el otro los más variados gestos de placer, sensualidad, afecto y erotismo.

13. LA MARIPOSA

Para realizar esta postura, la pareja debe tenderse de costado, en un lugar cómodo y flexible, como la cama o un sofá. Ella se ubica de espaldas a él y él se coloca arriba de ella. De esta forma, los cuerpos quedarán amoldados. Para las parejas muy cariñosas, y que les gusta prodigarse todo tipo de demostraciones de ternura esta posición es ideal. Con un poco de destreza combinada con mucha excitación, la mujer pasa su pierna externa flexionada por detrás del trasero del hombre, abriendo la puerta al placer. El hombre la penetra haciendo una palanca erótica con la pierna de su amante, que se apoya en la cadera de él.

Los secretos que el hombre puede propiciarle a su compañera por la cercanía de su oreja son el condimento perfecto para alcanzar el máximo de deleite, sumado a los besos calientes con que puede colmar a su amante mientras se acerca a ella. La mujer con sólo escucharlo, se deja llevar por el ritmo de los besos, mientras, con las expresiones de placer puede mostrarle a su amante toda su potencia y dulce sabor. La penetración llega hasta la mitad del camino, por lo que el goce viene del deseo de que se haga profunda y estalle en el orgasmo más excitante.

14. LA ESPIRAL

Nada más recomendable para una mujer con dificultades para llegar al orgasmo que las posturas que presionan el clítoris mientras la vagina es penetrada. En esta posición el orgasmo siempre llega y el multiplacer es un sentimiento concreto e inolvidable para la mujer. Ella se acuesta en el borde de la cama y tiende sus piernas flexionadas a un costado de su cuerpo (cada mujer sabrá cuál de los dos lados le resulta más confortable). Esto permite mantener el clítoris atrapado entre sus mejores aliados para llegar al preciado orgasmo: los labios vaginales.

La mujer puede contraer y relajar toda la zona, mientras el hombre, arrodillado frente a ella, la penetra suavemente. Para convertir esta posición en un manjar, conviene que el hombre mientras que la penetre, le acaricie los pechos y la mujer emita algunos sonidos placenteros para incentivar a su pareja.

15. LA AMAZONA

La mujer en una posición totalmente activa puede colocarse encima de él y marca el ritmo de la relación sexual, apoyando sus pies en el piso. Esta posición es ideal para las mujeres activas y un poco dominantes que les gusta llevar el ritmo sexual de la relación. Para el hombre es una extraordinaria experiencia porque puede incorporar en esta posición su pasividad y también le permite relajarse en el acto sexual. El amante a su vez, puede tocar sus pechos, besar su cuello y tirar del cabello de su compañera mientras ella se mueve. El ángulo de visión que ofrece esta variante es uno de los más excitantes para el hombre, ya que permite ver en primer plano cada embestida que realiza su compañera. Y a la mujer le dará mucho placer la idea de saber que tiene el control del acto sexual y que su hombre lo sabe.

16. EL REFUGIO

Recostado sobre una almohada o almohadón confortable, el hombre se sienta con las piernas flexionadas y un poco abiertas. Esta posición permite que ella se siente cómodamente en el espacio que él forma con su cuerpo y, además los sentimientos de protección en ambos amantes surgen naturalmente en esta posición. Con la ayuda de sus manos y brazos, el hombre acomoda a su compañera encima de su pene, controlando el ritmo sexual de la relación y la intensidad de la penetración, esta posición es un punto de encuentro muy satisfactorio para ambos amantes.

Las piernas de ella se apoyan suavemente en los hombros de su pareja, quien tiene su cabeza atrapada y envuelta en los muslos de su compañera. El hombre puede tocar el clítoris de ella al tiempo que la sostiene de la cintura con fuerza. La distancia entre los rostros y lo osado de la propuesta, convierten a esta posición en una postura diferente y extremadamente sensual.

17. LA DISTRAIDA

La mujer se tiende de costado y el hombre se ubica en su espalda para penetrarla. Ella estira una pierna hacia atrás y la enrosca en la cintura de él. Esta postura es ideal para hombres dotados que tuvieron experiencias siempre en la posición tradicional y mujeres muy flexibles que quieren poner todo su cuerpo a disposición de la relación con su pareja.

Además, cumple varios anhelos de las mentes fantasiosas: en primer lugar, que ella esté de espaldas a él, y al mismo tiempo tiene acceso a su rostro y cuello y, en segundo lugar, que él puede acariciar el clítoris y que puede tocar y sentir los pechos de su amante.

18. LA SORPRESA

En esta postura, el hombre debe estar de pie para agarrar a la mujer por detrás, penetrarla y, a la vez, tomarla de la cintura en forma sensual y con cierta dosis de poder por parte del hombre con respecto a su amante. Ella, relaja todo su cuerpo hasta apoyar sus manos en el piso en forma de entrega y mostrando una sensación de confianza hacia su compañero. El hombre "sorprende" a la mujer por detrás marcando la melodía erótica en forma casi completa.

Para ella, el placer se concentra en el ángulo de abertura de la vagina que, al ser limitado, provoca una sensación de estrechez muy placentera. Para él, la sensación más poderosa se expande desde el glande, que entra y sale de la abertura vaginal a su antojo y acaricia el clítoris en las salidas más audaces. Además, el campo visual del hombre abarca el ano, los glúteos y la espalda, zonas altamente erógenas para muchos. El poder que el hombre ejerce sobre la pareja y la relajación total de la mujer, pueden favorecer el jugueteo del hombre que trato de seducir a su amante introduciendo un dedo durante el acto amatorio. Esto es algo enormemente excitante para la mujer que puede sentir el placer de la penetración anal por parte de su amante. Esta postura es ideal para los amantes del sexo más salvaje y primitivo.

19. LA MEDUSA

La pareja debe arrodillarse sobre una superficie confortable, pero no tan blanda como la cama. En esta posición, el hombre se entrega a la voluntad de la mujer. Ella descenderá hacia su sexo y se hará penetrar lentamente cuando lo desee. Previamente podrán besarse, rozar sus pechos, abrazarse, acariciar la espalda del otro y apoyar suavemente el glande en la vagina y frotarlo con el clítoris creando una sensación placentera y muy diferente, casi única. De esta manera, la penetración llegará con un placer infinito y muy deseado. Durante el acto amatorio, si él no puede entregarse pacientemente a los movimientos de ella, puede marcar el ritmo tomándola por la cintura y atrayendo su cuerpo hacia el suyo. El enfrentamiento de los rostros ofrece la excitante oportunidad de observarse, regocijarse, hablarse y besarse en la boca hasta que el deseado orgasmo llega.

20. LA FUSIÓN

Para esta postura, el hombre se sienta echando su cuerpo levemente hacia atrás y apoyando sus manos al costado del cuerpo. Las piernas pueden estirarse o flexionarse según la comodidad que la pareja disponga. La mujer, asumiendo el rol activo en esta ocasión, pasa sus piernas por encima de su amante y apoya sus brazos atrás del cuerpo.

La estimulación previa para realizar con éxito total esta postura debe ser tan potente e intensa porque durante la penetración esta posición impide el acercamiento manual y el contacto de las bocas de ambos amantes.

La mujer marca el ritmo y realiza encuentro genital de ambos con un movimiento muy marcado. De esta forma es esencial que el clítoris aproveche los impactos con el cuerpo de su amante para mantener la excitación hasta que ella decida explotar de placer, siempre que su amante acompañe su ritmo con una buena erección.

La mirada tiene un componente fundamental, como la comunicación sensual y provocativa porque las palabras eróticas, también poseen una carga sexual muy fuerte para el acto amatorio. Este recurso puede ser increíble como arma para gozar de esta postura y lograr "la fusión "por completo.

21. LA POSESIÓN

Esta posición como su nombre lo indica es cautivante y tiene cierta dosis de sugestión especialmente para la mujer. La mujer permanece acostada y con las piernas abiertas esperando que su compañero la penetre sentado y tomándola de los hombros para regular el movimiento. Las piernas se entrelazan en esta postura sensual y placentera.

El órgano masculino penetra y sale desviando su movimiento hacia abajo, ya que el cuerpo de la mujer queda levemente más arriba que el cuerpo del hombre, así puede explorar el punto g de la mujer y toda su zona genital para darle a su amante todo lo que a ella encanta.

22. LA DOMA

El hombre sentado cómodamente recibe a su compañera que se encaja a su cuerpo, sentándose sobre su pene. La mujer puede seducir en esta posición a su amante de muchas maneras. Una de las formas es que el hombre busque ser tocado y acariciado en su zona genital por su amante. La mujer puede tomar el órgano masculino y ayudar a su compañero a la penetración, ella puede realizar un previo juego erótico con su mano y ayudar a las maniobras sexuales en forma más sensual. El hombre puede imponer su voluntad si lo desean ambos, presionando a la mujer hacia su miembro lentamente y mirándola a ella a los ojos.

La pasión del abrazo, los juegos de lengua, los besos y los masajitos o caricias suaves en las espaldas de ambos amantes que están al alcance de la mano para causar escalofríos en el otro son algunos condimentos de esta posición sumamente sensual.

23. EL SUMISO

Esta postura, a pesar de su nombre, es una de las posiciones amatorias del Kamasutra más preferidas por los amantes masculinos. Se puede aprovechar el sometimiento masculino ya que puede ser un estimulante sexual total para una pareja, en especial para aquellas que hace mucho tiempo mantienen una relación. El hombre se acuesta cómodamente entregando su cuerpo a la voluntad de su compañera. El encuentro puede empezar con caricias y besos de ella a él, que permanece siempre en la misma posición, para terminar en la penetración profunda que permite la posición, donde ella se coloca de espaldas y controla los movimientos ayudándose de los brazos.

Esta posición es una experiencia muy erótica para la pareja al tratar de encontrar la mirada de su amante cuando ella asome su rostro por encima de su hombro. Además, el hombre tiene un fácil acceso a la zona anal y los glúteos de su amante. La mujer es quien regula la velocidad del ritmo sexual y de los movimientos en esta postura. Según se mueva ella ambos pueden disfrutar del estímulo anal y genital de esta postura que en realidad es muy adecuada para buscar variantes en un acto amatorio.

24. LA CLÁSICA

La postura más clásica y universal que se conoce en el arte de hacer el amor, pero que seguramente es muy plena para muchas parejas donde la mujer necesita la protección corporal, sexual y afectiva del hombre. El hecho de estar cara a cara permite una infinidad de variantes para realizar y convertir esta postura en atractiva y excitante.

La movilidad de las manos, la cercanía de los rostros y la comodidad de los cuerpos son algunas de las ventajas que la hicieron famosa. No hay que temer probar nuevos tipos de contacto durante el acto amatorio en esta posición. Ella puede tocar los glúteos y la zona anal de su compañero, probando nuevas experiencias. Él puede frotar el clítoris de su amante o permitir que ella misma lo haga. Las piernas de ambos pueden estar más cerradas para sentir cierta dificultad en la penetración, estas son sólo algunas variantes.

Es una posición que muchos identifican con el amor y el romance en los comienzos de una pareja, y vale la pena experimentarla en todas las etapas de la vida sexual y aprovechar al máximo todas sus ventajas.

25 LA EXQUISTA

Esta posición debe realizarse en un lugar cómodo y muy íntimo para jugar más plenamente. En esta postura la mujer se debe arrimar al borde de la cama, de una silla, o de un sillón. El amante se arrodilla para poder penetrar a su compañera estando ambas zonas genitales a la misma altura. La mujer muy relajada, echa su cuerpo lentamente para atrás y abre sus piernas para recibir a su amante. Al mismo tiempo, el cuerpo de él es rodeado por las piernas de ella. La mujer puede marcar el ritmo sexual en esta postura, pero ambos pueden encontrar un movimiento armónico, pleno y abierto para el placer de ambos, logrando así, que "el deleite" sea totalmente explosivo.

26. LA ASCENSIÓN

Esta posición tiene como ventaja una penetración total, ese es el motivo de su nombre. La mujer con las piernas elevadas y abiertas, espera a que su amante la penetre. Ella logra levantar sus piernas al máximo hasta llegar por encima de los hombros de él.

El hombre apoyará sus manos en el piso para regular el ritmo del acto amatorio. Muchas mujeres pueden sentir que esta postura es complicada, incómoda o dolorosa, pero hay que experimentarla, en especial en el caso de las relaciones que tienen mucho tiempo de probar diferentes posturas. Es realmente casi conmovedora la excitación que siente el hombre con esta posición y es extraordinario el placer que puede compartirse, ya que ofrece la penetración absoluta y un contacto genital único cuando los testículos se posan suavemente entre los glúteos y el clítoris se encuentra presionado por la apertura de las piernas. La dificultad para besarse y la distancia de los rostros puede ser ampliamente interesante para la pareja cuando necesiten acercarse con sus bocas y se encuentren limitados por el cuerpo. En esta postura pueden jugar con la ironía de la flexibilidad y el amor que sienten en la necesidad inmensa de acercarse y contenerse el uno al otro.

27. LA FLEXIBLE

Esta postura es recomendable para parejas entrenadas en el arte amatorio con cuerpos flexibles y dispuestos a vivir experiencias muy intensas y plenas de movimientos maravillosos.

Él se acuesta relajado y excitado totalmente con su órgano sexual erecto. Ella se coloca de espaldas a él, y se deja penetrar, flexionando sus rodillas y casi inclinando su cuerpo lentamente sobre su espalda, para que su amante pueda llegar profundamente a la vagina. Para activar el movimiento necesario para el acto amatorio, la mujer debe levantar su cintura y relajarse sobre su compañero. El hombre tiene, así, más fácil acceso al clítoris y a los pechos de su compañera.

Ella tiene que tratar de relajar su cuerpo, plenamente, el tono muscular y la concertación de cada parte del cuerpo es lo que hace tan especial esta postura ya que la mujer especialmente puede llegar al orgasmo y quedar exhausta.

28. EL ARCO

Esta posición es una variante del "Cara a cara", pero modifica las sensaciones al extremo. La mujer permanece acostada boca arriba con las piernas abiertas y flexionadas, apoyando sus brazos detrás de los hombros. Cuando su compañero esté listo para penetrarla, eleva sus caderas y se posa sobre las piernas flexionadas del compañero. El placer que ella recibe se centra en la penetración profunda y en la particularidad de sentir toda la zona vaginal y abdominal cubierta y protegida por calor de la piel de su amante. Se experimenta al mantener esta postura en firme un formidable placer al llegar ambos amantes al orgasmo, especialmente si logran con el ritmo sexual adecuado un goce sincronizado.

29. EL PERRITO

Esta postura lleva ese nombre salvaje porque aquí el hombre puede desarrollar y fantasear con todo su potencial instintivo. Mientras que su amante siente la entrega casi total en el acto amatorio. Para esta postura, la mujer se coloca con sus manos flexionadas y sus rodillas dobladas en el piso. El hombre, se coloca detrás de ella, en la misma posición pero cubriendo el cuerpo de su amante.

La mujer para estar más cómoda tiene que apoyar los brazos en el piso, al igual que las rodillas y abrir sus piernas. Es importante para proteger las rodillas de ambos amantes, que se coloquen un almohadón por debajo de las piernas de ambos. El hombre, toma de la cintura a la mujer y la penetra profundamente, puede ser por la vagina o por la zona anal, depende del gusto y de la necesidad de la pareja. El hombre puede acompañar la penetración tocando los pechos de su compañera. O si desea alcanzar una satisfacción especial puede realizar la penetración más lentamente, apoyará un brazo en el piso para sostener los cuerpos fundidos en el aire. El control totalmente activo del hombre agrega un componente muy excitante para la pareja.

30. LA COLUMNA

Siempre en cada posición, la mujer encuentra un movimiento sensual en el desplazamiento y la elevación de sus caderas. Esta posición en especial puede ser una valiosa fuente de placer, ya que pone en contacto áreas del cuerpo que en posiciones más tradicionales, no pueden tocarse.

En este caso, el hombre se arrodilla y recibe a su compañera y la penetra mientras ella apoya sus glúteos sobre las piernas de su amante. La mujer puede extender sus piernas alrededor del torso del varón o flexionarlas apoyando las plantas de los pies en su pecho. Esto último resulta muy estimulante para el hombre, si la mujer logra jugar con las plantas de los pies sobre el pecho del hombre. El hombre tiene fácil acceso al clítoris de su amante, por lo que puede estimular la zona genital con sus manos.

El ritmo lo marcan ambos acorde al deseo, la pasión y la flexibilidad de cada uno.

31. EL ABRAZO

Esta posición es parte de un sexo apasionado y creativo, donde el contacto corporal es muy completo. En general, para realizar esta posición debe existir una gran entrega por parte ambos porque es una postura realmente extraordinaria.

La pareja se encuentra de pie, desnuda y frente a frente, listos para amarse. Ella asciende por el cuerpo de su compañero y se apoya en los hombros de él, logrando abrazar el cuerpo de su amante con las piernas y los brazos. Él toma a su amante por la zona de los glúteos y la atrae hacia su cuerpo para penetrarla. El ritmo del acto amatorio puede ser de dos maneras: de arriba hacia abajo o de atrás para adelante, dependiendo de la intensidad, entrega, tiempo, potencia y opción que ambos necesiten experimentar.

Casos Especiales

Uno

LA DIETA DE LA DESINTOXICACIÓN AMOROSA

El amor es tan grande y vasto.
Nunca se termina, tampoco se agota.
Tu mente quiere convencerte de ello.
No lo creas. Escucha los eternos
dictados de tu corazón.

LAS EMOCIONES TÓXICAS: CELOS, CULPAS, ANSIEDAD, ETC.

En el cuerpo poseemos toxinas que nos enferman y también, nuestras emociones negativas pueden intoxicarnos. ¿Cómo definir las emociones tóxicas? Las emociones tóxicas son mecanismos de defensa de estados internos. La mente, al defenderse de las emociones naturales, genera la energía tóxica. La causa de las emociones tóxicas es la represión de las emociones, su negación o proyección, etc. Lógicamente, estas emociones que queremos negar se proyectan en las relaciones de formas variadas y generan conflictos. El círculo continúa sin detenerse porque los conflictos generan a su vez relaciones tóxicas. Las emociones tóxicas no se heredan, pero muchas veces, crean un modelo de relaciones tóxicas entre padres e hijos. Luego los hijos tienden a repetir ese modelo con su pareja. Un ejemplo es el maltrato. Muchas veces niños que han sido maltratados repiten los maltratos con otros.

Los vínculos pueden comenzar de forma natural como una amistad, un amor, un romance, etc. A medida que nos sentimos más íntimamente involucrados con el otro, aparecen las emociones y los sentimientos. Este proceso es totalmente normal. Pero si estas emociones nos provocan conflictos o nos generan ansiedad o temor, y no sabemos claramente qué nos sucede, es entonces cuando estamos proyectando nuestros conflictos internos en la relación.

Comienzan los malos entendidos, los abandonos, el miedo al compromiso, el engaño, etc. La relación comienza su proceso de deterioro de diferentes formas y con distintas máscaras.

Las emociones tóxicas comienzan a desgastar la relación. Si bien es cierto que cada individuo tiene características particulares y que las relaciones también, existen emociones comunes en todos los individuos que tendemos a repetir o sentir, aunque cambiernos de pareja todos los días.

Si analizamos los orígenes de las emociones tóxicas, estos pueden ser:

♥ Nuestros propios mecanismos psicológicos negativos

♥ Inmadurez o reacciones infantiles

♥ No tener conciencia de nuestra identidad o individualidad

♥ Incapacidad para comunicarnos o comprender al otro

♥ No tener claras nuestras necesidades

♥ Miedo, angustia, celos, envidia, inseguridad, etc.

♥ Discusiones en la relación

♥ Duelos no elaborados

♥ Deseo de controlar o dominar a los demás, etc.

En esta lista se mencionan las emociones tóxicas mas comunes. Ciertamente existen más combinaciones, tantas como personas y relaciones podemos crear.

La Ansiedad y el Miedo

La ansiedad y el miedo son una pareja que van de la mano en nuestra vida. Cuando somos concientes de nuestro mundo interior, podemos reconocer estas emociones y modificarlas. Si dramatizamos cómo funciona la ansiedad podríamos decir que son esos hormigueos en el estómago antes de la primera cita. La tensión muscular que nos provoca una situación especial. El corazón latiendo rápidamente cuando tenemos que realizar algún acto nuevo o excitante. Los síntomas físicos más sutiles pueden ser: sequedad de la garganta o la boca, dilatación de las pupilas, etc. Estos son algunos ejemplos de síntomas físicos. Sin embargo, la ansiedad puede ser originada por muchos factores:

♥ Falta de confianza en nosotros mismos

♥ Anticipación al fracaso

- ♥ Excesiva expectativa

- ♥ Preocupación excesiva sin motivos

- ♥ Sospecha

- ♥ Tendencia a encerrarnos o aislarnos en nosotros mismos

- ♥ Ira

- ♥ Pesimismo

- ♥ Autocrítica exagerada

- ♥ Tendencia a concentrarnos en lo negativo

- ♥ Inestabilidad emocional

- ♥ Autocompasión

- ♥ Sentimientos de culpa, confusión, fracaso, etc.

Éstas son algunas de las causas que podemos enumerar. Lo positivo que tenemos que conocer acerca de la ansiedad es que ésta incita a actuar. Ayuda a enfrentarse a todas esas situaciones difíciles, especialmente a esas situaciones erróneamente idealizadas o temidas.

La ansiedad puede ser una amiga, porque puede ser una energía movilizadora.

¿QUÉ SUCEDE CUÁNDO LA ANSIEDAD Y EL MIEDO SE CONJUGAN?

El miedo se manifiesta como una voz mental que nos dice: "no lo hagas, es peligroso, no puedes." En ese momento, los recursos que tenemos para enfrentar una situación se limitan. Esto no significa el fin del mundo, ni nada por el estilo. Todos conocemos esta sensación que puede ser capaz de paralizarnos por completo. Sin embargo, lo más frecuente es que tratemos de reprimir el temor y que la mente comience a afirmar: "no tengas miedo."

¿ES ESTA NEGACIÓN MENTAL REALMENTE POSITIVA?
En realidad, negar el miedo o no aceptarlo no es positivo, desde ningún punto de vista. Desde niños se nos enseña a negar o a controlar el temor, en lugar de tratar de comprenderlo como un sentimiento natural. Nuestra sociedad nos programa para no sentir temor, y nada es menos humano que no sentir miedo. El temor es un mecanismo natural, negarlo es lo que provoca la emoción tóxica. Rechazarlo nos provoca un desgaste energético tan grande que puede llegar a enfermarnos.

Las reacciones ante la aparición del miedo son múltiples y dependen de cada persona, lo importante es que cada uno aprenda a comprender su propia ansiedad y temor.

Una de las claves que funcionan sin fallar es poner el sentimiento delante de uno, conocerlo, aceptarlo, comprenderlo y por último comprender que ese fantasma fue creado por nuestra mente.

La mayoría de nosotros culpamos del miedo al otro. Entonces el círculo de la conciencia disminuye y los condicionamientos de nuestro ego o personalidad comienzan el juego del círculo vicioso.

Receta para Disolver las Emociones Tóxicas
Para evitar las discusiones con nuestra pareja y disolver los pensamientos, emociones y acciones toxicas que te llevan a reaccionar negativamente, puedes realizar este ejercicio que te ayudará no solamente a mejorar tus relaciones personales, sino también a lograr un mejor estilo de vida.

(La Dieta de la Relajación es mencionada en el último paso del libro. La relajación ayuda a mejorar la calidad de todos los ejercicios mencionados en *La Dieta del Amor* en cada sección.)

TRASFORMANDO LA CULPA

Si estás experimentando un sentimiento de culpa torturador y crónico, realiza la siguiente indagación personal. Acomódate por unos minutos para formularte a ti mismo las siguientes preguntas y aprende de las respuestas que surjan. Realiza una relajación siguiendo las pautas dadas anteriormente y luego realiza este ejercicio paso a paso:

1. Dirige tu atención hacia tu interior y trata de completar la siguiente frase: "La culpa que siento es como si una voz interior me acusara de…."

2. Una vez que has escuchado y reconocido esa voz interior que te culpa, conviértela en un personaje imaginario. Sigue escuchando esa voz que has descubierto en tu interior. Deja fluir la voz con libertad y escucha de qué te acusa. Por ejemplo:

   a) *De lo que te acuso es…*

   b) *Lo que siento hacia ti por lo que has hecho es…*

   c) *Mi modo de castigarte es…*

   d) *La norma que has transgredido es la que dice que…*

3. Registra todo lo dicho anteriormente y comienza a ordenar la situación. Este hecho permite sacar a la luz y ver con claridad cuál es el código que está imperando en tu interior. Es importante que logres definir con la mayor precisión posible la norma del juego entre el que te culpa y el culpable.

4. Una vez que hayas completado los tres pasos, anota todo lo que el que el acusador le dice al culpable. A menudo el

que culpa experimenta algún sentimiento de poder, auto-
ritarismo o siente que puede dominar al culpable.

5. Procura que el diálogo continue hasta que alcancen un
acuerdo que ambos puedan pactar. Esto implica que cada
uno sienta con claridad que no hay sometimiento en su
aceptación. Así, el reconocimiento de esta nueva relación
que han construido entre las dos partes es posible, desea-
ble y necesaria.

El acuerdo mutuo provoca la disolución del conflicto. Por lo
tanto, la persona se siente que ha llegado a liberarse del problema. Sus
sentimientos negativos se liberan y al comprender el mecanismo puedes manejar todos tus sentimientos en su real dimensión.

Muchas veces cuando alguien se libera de un conflicto sucede
que las personas que produjeron ese conflicto también desapare-
cen. Eso es lo que intuitivamente la persona sabe y al mismo tiempo
teme, y por ello se rehúsa a resolver su situación. Las relaciones libres
de culpa son la que debemos atraer y fomentar para vivir con satisfacción.

Otro sentimiento que nos invade e intoxica para hacer una perfecta dieta del amor puede ser los celos.

¿QUÉ SON LOS CELOS Y CÓMO AFECTA
A LA DIETA DEL AMOR?

Lo primero que tenemos que considerar es que los celos son una realidad personal que repercute sobre la otra persona. Esta realidad produce múltiples efectos sobre las dos personas implicadas. También
puede repercutir negativamente sobre terceros ocasionales.

Los celos no tienen nada que ver con la traición, la infidelidad o
la deslealtad. Existen situaciones que pueden fomentar los celos posteriormente pero no son la causa. Los celos son una realidad personal
en la imaginación del celoso.

En su definición más básica, los celos constituyen aquello opuesto a la noción de confianza. Su presencia en las relaciones de pareja es innegable, ya sea al comienzo, en el curso o al final. Normal para algunos, enferma a otros, este tipo de emoción tiene consecuencias muchas veces muy graves para la interacción de las personas.

Muchas personas utilizan los celos como táctica para renovar el deseo, y ese es el juego más tremendo que un ser humano puede realizar. También sucede lo contrario: existen personas que necesitan fantasear con posibles engaños para estimular la relación. Por ejemplo, hay mujeres que en sus fantasías perciben que la atención de su pareja se ha desviado hacia otra persona, ponen en marcha un conjunto de tácticas para atrapar de nuevo sus sentidos: vuelve a usar su perfume favorito, cambia de peinado, etc. Otros casos son las personas que gozan sexualmente con los celos, como una forma reprimida de tener un encuentro erótico homosexual. Mientras hacen el amor y como estimulante erótico suelen preguntarle a su amante acerca de las historias e intimidades de antiguas parejas suyas, y en esa situación buscan jugar con preguntas acerca de las diferencias en la cama entre uno y otro.

Esta forma de autoestimularse con sentimientos de competencia y rivalidad excita a ambas partes—tanto a aquel que necesita indagar como el que responde. Ambos encuentran en este juego sutil una forma dominar y ser dominado.

CELOS ≠ AMOR

Algunas parejas afirman que los celos son señales de amor. Por el contrario, buscar atención y afecto por medio de emociones conflictivas indica una relación conflictiva o tóxica, con nosotros mismos y con la pareja.

Nunca confundas los celos con el amor, el amor no es tóxico.

PERFILES DE LOS CELOSOS

Algunos celosos confiesan serlo (y hacen escándalos y reprochan a gritos). Otros padecen su mal en silencio: aprietan los dientes y sonríen mientras se les anuda la panza. Existen señales de alarma para detectar un celoso/a como por ejemplo:

♥ Necesita controlar todos los movimientos de su pareja

♥ Opina que eres un ingenuo o una ingenua y te pueden engañar

♥ No le gusta que salgas sólo/a o con tus amigos

♥ No le gusta que lleves cierto tipo de ropa "provocativa"

♥ Arma una escena de celos sin motivos

♥ Dice saber mas de ti mismo/a, y no le da valor tu persona

Existen diferentes tipos de celosos. Vamos a ver con cual te identificas o identificas a otros:

♥ **Posesivo:** sus celos no se limitan al sexo opuesto. Odia que cualquier ser viviente (madre, hermano, tía, perro, vegetal) le robe el tiempo y la atención de su pareja. No soporta sentir que—por un segundo siquiera—ocupa el segundo lugar en la mente de su amado/a.

♥ **Resentido:** siempre teme y sospecha que su pareja vive recordando relaciones anteriores. Se imagina todo lo que su novio/a ha compartido con otras personas y sufre. Le gustaría haber sido su primer amor con tal de estar presente en cada una de sus memorias. Su peor faceta: pregunta lo que en realidad no quiere saber. Ocurre que tampoco tolera sentir que no sabe algo.

♥ **Invasor:** revisa agendas, husmea en la correspondencia, abre los correos electrónicos y hace todas esas cosas que molestan a cualquiera. La peor parte: cuando la víctima del espionaje reclama, este celoso dice: "¡Ah! ¿Así que, pues entonces escondes algo?"

♥ **Sin límites:** tiene repentinos ataques de celos por cualquier motivo. Y la mayoría de sus apreciaciones y reclamos tiene tan poco que ver con la realidad, que lo único que consiguen es complicar la relación. "¿Y desde cuándo te gustan las películas de acción? Habrás conocido a alguien que influenció…"; o "¿Un nuevo compañero de trabajo?… ¿Cuántos años tiene? ¿Es soltero? ¿Te parece buen mozo?", son frases frecuentes en su boca. Una persona celosa sin límites tal parece que solo desea complicar la relación afectiva, más que tener una real y sin problemas.

♥ **Abandonador:** sin necesidad de que su pareja haya concebido siquiera la idea de ser infiel. Este celoso avisa que lo peor que le pueden hacer es mentirle, que jamás perdonaría una traición. No dudaría en desaparecer si se enterara… y bla… bla, pero nunca se va.

♥ **Silencioso:** parece no inmutarse cuando su pareja le da motivos para sentir celos. Esto, claro, provoca la insistencia del otro (que quiere saber si hay sangre o clorofila ahí dentro). Pero el que calla lo hace por orgullo: siente que si reclama o hace una escena está mostrando su inseguridad.

El juego de los celos es un círculo vicioso muy peligroso. Puede ser que elijas una relación que no siempre está centrada en el amor sino en el placer del sufrimiento. Si eres una víctima de este tipo de comportamiento y reconoces que necesitas un cambio, busca no repetir los mismos errores del pasado. Los celos generan una adrenalina interna muy seductora, es cierto, pero una verdadera relación amorosa sexualmente plena se apoya en otros valores más sanos, que te producirán tanta o más satisfacción.

DIETA PARA TERMINAR CON LOS CELOS

Existen técnicas para que puedas descubrir qué te provoca celos, ya sea en una relación amistosa, en un vínculo de atracción sexual o por un sentimiento afectivo. Para comenzar tienes que realizar técnicas de relajación o visualización, seguir las indicaciones ya dadas anteriormente.

Primer Paso

Después de estar muy relajado, trata de concentrarte mentalmente en las situaciones que te provocan celos. Luego percibe los pensamientos que vienen a tu mente, estos pueden ser:

- ♥ No me quiere más.

- ♥ Está mirando a otras personas porque ya no me desea.

- ♥ Me va a dejar.

- ♥ Ya no soy más importante en la vida de él (o ella).

- ♥ ¿Por qué habla con otras personas?

- ♥ Ya no confía en mí.

- ♥ Hace mucho tiempo que no me dice que me quiere.

♥ Sale más con sus amigos que conmigo.

♥ Conmigo no se divierte como antes.

Segundo Paso
Reflexiona en forma consciente. En estos ejemplos se presentan pensamientos o dudas que pueden surgir en tu mente. Lo primero que debes tener en cuenta es hasta dónde estos pensamientos no son una proyección de tu propio deseo personal. Si luego de meditar crees que es algo concreto y real, debes hacer otra relajación de unos minutos y pensar: "En esta relación que me provoca celos, ¿en qué momento entregué mi poder y la valoración de mi propia persona, como cuando era un niño que sólo dependía de mis padres?" Continúa en el estado de relajación.

Tercer Paso (Proteger al niño interno)
Mientras estás relajado y concentrado, visualiza a ese niño o niña que está temeroso y celoso y que eres tú mismo. Observa cómo están sus emociones. No te preocupes si sientes o te aparecen imágenes de inseguridad, temor o sentimientos de abandono. Imagina que tomas entre tus brazos a tu niño interno, lo proteges y le das todo lo que necesita.

Tienes que estar muy atento a tus verdaderas necesidades.

*T*e va a sorprender cómo, luego de la práctica de esta meditación, la persona de tu interés cambia su actitud y comienza a manifestar sus sentimientos positivos hacia tu persona. Lo importante es que cada vez que surjan tus celos realices este ejercicio.

Todos tenemos en nuestro interior esa parte pequeña e insegura que no se ha podido manifestar y que está esperando ser amada. Recuerda que los celos también se originan por la misma necesidad de amarte a ti mismo.

Dos

CUANDO LAS RELACIONES SE TERMINAN

El amor es un gran enigma.
Nunca sabemos por qué llega.
Desde qué desconocido espacio apareció
y se estableció entre nosotros dos.
Cuando el amor se va, tampoco comprendemos
a qué extraño y misterioso lugar se retiró.

EL DOLOR DE UNA RUPTURA

En los tiempos de hoy, la competencia del diario vivir ha complicados las relaciones humanas en cualquier parte del planeta donde uno mire. Si tú tienes interés en saber cómo resolver una separación, un divorcio, o una ruptura de pareja, aquí encontrarás algunas ideas.

Antes de proseguir conviene aclarar que los problemas que conducen al divorcio, la mayoría de las veces, podrían solucionarse si se abordaran a tiempo y con empeño por parte de los cónyuges, como bien se comenta y se dan soluciones con creatividad en cada sector de este libro. A veces estas desavenencias se pueden aprovechar para que la pareja sea una más y superen juntos todas las dificultades.

Sea cual sea la razón, ya sea un distanciamiento progresivo de la relación o un evento súbito como una infidelidad, siempre es doloroso dar fin a una relación íntima o a un matrimonio. El grado de intensidad con el que se vive una ruptura depende del apego y de las circunstancias que la ocasionan. No se vivirá igual una ruptura inesperada, una de mutuo acuerdo o una prevista desde hace tiempo.

Etapas de una Separación

Una ruptura de pareja se asemeja en muchos sentidos a la pérdida de un ser querido. Una pareja que ha decidido separarse, en general, puede experimentar tres distintas etapas que tiene que aceptar y conocer:

Primera Etapa

La separación de la pareja se puede vivir con quejas, penas, llantos, angustias y preocupaciones. Pueden existir miles de preguntas que no encuentran una respuesta de porqué la situación llegó a su límite. Pueden aparecer momentos de rememoración de situaciones pasadas amargas o reconfortantes. Se pueden encontrar todo tipo de sentimientos de culpa, en ambas partes de la ex pareja que ha decidido la separación, etc. En algunos casos, si la relación afectiva fue muy conflictiva y compleja, la separación se siente como una liberación emocional.

Segunda Etapa

Una vez superada esta primera fase, se comienza a aceptar lo sucedido y, poco a poco, la persona separada se va acondicionando a su nueva situación. Comienzan las nuevas preocupaciones, como las pérdidas económicas y materiales, de propiedades, etc. La parte social que a menudo rodea a la ex pareja puede disminuir y algunos amigos tienden a desaparecer.

Tercera Etapa

La reorganización y la recuperación: es la etapa en que la persona ya ha aceptado su nueva situación. Necesita reorganizar su vida para poder seguir adelante. Aparecen cambios de actividades, nuevos gastos, más tiempo libre. Empiezan a encontrar nuevas amistades y objetivos. Se inician nuevas actividades que permiten conocer otro tipo de personas.

Recetas para Superar una Ruptura Emocional

Casi todas las parejas atraviesan crisis y diferencias después de tomar la decisión de la separación. Lo importante es no negar que existen los problemas y hacerles frente en su momento con el deseo de solucionarlos. Para superar la crisis de la ruptura afectiva con mayor claridad, calma, respeto e inteligencia, puedes seguir estos consejos:

COMUNICACIÓN EFECTIVA

La comunicación es uno de los pilares básicos en los que se apoya toda relación antes y después de separarse. Luego de una separación, es muy importante hablar de los problemas de forma directa, sin "sobreentendidos"...

Es fundamental evitar las discusiones innecesarias. Aprende a perdonar y disculpar. Acepta a tu ex pareja como es, ya no es momento de cambiarla ni es tampoco tu responsabilidad. Comprende los puntos de vista del otro y, sobre todo, no descargues el mal humor y los problemas personales en cada situación. No olvides que es normal que haya momentos críticos en una crisis o separación, e intenta no derrumbarte.

DIARIO

Escribe en un diario lo que vas sintiendo durante el proceso de divorcio. Anota tus emociones, tus rabias, tus ilusiones, tus fantasías. Anota las cosas positivas que van sucediendo día a día. Aunque parezcan superficiales, cada detalle que vayas cambiando te va ayudar a dar un nuevo paso. Leer este diario de tiempo en tiempo te dará la posibilidad de ver cómo van transformándose los sentimientos y las circunstancias.

CULPA

No te sientas culpable de la separación. Ni tu ex pareja ni tú son los culpables del divorcio. Las relaciones cambian, y las personas también. La diferencia entre ser culpable y ser responsable es crucial en la relación que van a tener con los hijos, si los hay, familiares y hasta con una nueva pareja. Un padre con sentimientos de culpa tiene más problemas para poner límites y ejercer su autoridad.

MUDARTE CON TUS PADRES

Evita volver a la casa de tus padres. Si no te queda remedio, haz un acuerdo con ellos acerca de tus responsabilidades y derechos. Si puedes, ofrécete a pagar algunos gastos. Recuerda que puedes pedirle ayuda a tu familia. Si tienes hijos, tus abuelos, tíos, primos y hermanos pueden ayudarlos a sobrellevar la separación. A veces, la familia puede darles alegría a tus hijos en momentos en que tú deseas estar en soledad.

LLAMADOS O RUEGOS

En el 75% de los divorcios sólo uno de los dos desea separarse. El amor no correspondido requiere ser manejado con cuidado. Si eres la parte abandonada, ningún tipo de ruego o reclamo puede vencer a quien no quiere estar a tu lado. Si eres la parte que ha decidido separarse, y tu ex pareja insiste con las llamadas o las súplicas resiste amable, pero firmemente.

Vivir un divorcio o una separación es difícil. Depende en gran medida de la forma en que los miembros de la pareja estén dispuestos a terminar con una situación que los hacía infelices, para comenzar de nuevo. Además, una vez que se han probado distintos caminos y no se encuentra una solución es necesario dejar ir a esa persona, por más apegado que uno se encuentre...

DUELO

Permítete llorar la pérdida. Llorar es muy importante porque el llanto va lavando el odio, la rabia, el enojo y reduce estos sentimientos. No importa quién haya tomado la decisión. Tienes la sensación de que has perdido un proyecto, una fantasía y un sueño que ya no se realizará.

CAMBIAR COSTUMBRES

Toda pareja establece ritos. Para desayunar, para hacer el amor. Revisa los que tenías con tu ex. Este es el momento de desprenderte de costumbres que se arraigaron en ti, pero que no responden a tus deseos.

CONSULTA PROFESIONAL

Si sientes que la ayuda de tus amigos y seres queridos no es suficiente, recurre a un profesional. Unas cuantas con un especialista en estos temas te ayudará a orientarte.

DERECHOS

Reclama lo que es tuyo. No te coloques en una posición indefensa, especialmente con respecto a los asuntos económicos si eres la parte que decidió separarse. Ceder tus derechos o parte de estos no te ayudará a sentirte mejor.

CAMBIO DE ROL

Ten confianza en ti mismo. Cuando nos enfrentamos a una ruptura, hay que cambiar el rol de esposo/a o novio/a por el de soltero, separado, etc. Si no lo hacemos desde un principio, nos resultará muy complicado iniciar actividades nuevas que tengan que ver con nuestro nuevo rol.

Recuerda que el inicio de dichas nuevas actividades es el camino para la recuperación, y que si no aceptas tu nueva situación, estarás anclado en el pasado y no podrás superar la ruptura.

CAMBIOS FÍSICOS

Permítete cambios físicos si así lo deseas. Córtate el cabello, cambia su color, adelgaza, etc. Aunque debes tener claro que estos cambios no te convertirán en otra persona. Los cambios físicos, si son positivos, pueden provocar que te sientas mejor.

DILE NO AL DRAMA

Una vez que la separación es un hecho, trata de no seguir provocando los viejos conflictos. Los dramas, los argumentos erróneos, las discusiones ya no tienen más sentido. Termina con la manipulación del poder que generan los dramas, especialmente si tienes hijos.

FAMILIARES Y FIESTAS

Si tu familia te apoya, no te aísles. Acude a fiestas y compromisos familiares. Haz de tu ruptura algo natural y no intentes ocultarte. Dando la cara, valorarán tu fortaleza. No te dejes influenciar por comentarios de personas que, a pesar de ser tu familia, no saben nada de ti. Así sólo facilitarás las criticas de los demás. Tú solo prepárate para ser feliz en cada momento. Disfruta cada instante. No pienses en el futuro ni el pasado, la palabra mágica es *ahora*.

HIJOS

Si tienes hijos, comunícales la decisión cuando los dos estén convencidos de que la separación es lo mejor. Hablen juntos con los chicos de manera simple y sin hacerse reproches. Es importante que ellos sientan que es la pareja la que se separa entre sí, pero no de los hijos.

Una vez que lleguen a un acuerdo sobre un régimen de visitas, cúmplanlo al pie de la letra para no generar en ellos sentimientos de inseguridad, desconfianza ni ansiedad. La adaptación a su nueva vida como hijo de divorciados será más fácil si se conservan intactos al principio de la ruptura los lugares donde los niños se han desarrollado. Los cambios de vivienda, de ciudad, de escuela, de normas y de amigos van a ser otras fuentes conflitivas para todos. Es necesario que los padres tengan conciencia siempre del bienestar de sus hijos.

Nunca prohíbas a tus hijos que vean al padre o a la madre por venganza. Ellos no tienen por qué pagar el precio de tus conflictos con tu ex pareja. Tampoco suprimas tu vida personal para convertirte en el superpadre. Poner toda la energía en los hijos no es conveniente ni para ellos ni para ti. No puedes formar un matrimonio o una pareja con tus hijos.

Dales tiempo a los hijos para sanar viejas heridas, cerrar vínculos previos o superar pérdidas antes de reiniciar una nueva relación o de presentarles una nueva relación.

SOLEDAD

La soledad no es algo que deba ser combatido, sino aprovechado. Una persona que sabe acompañarse a sí misma puede volver a convivir en pareja. Si sabes vivir en soledad es difícil que te arrojes a los brazos de la primera persona que se cruce en tu camino. Haz exactamente lo que necesites y lo que desees. No importa si eso es tirarte en la cama a mirar películas viejas.

Puedes también ingresar a un grupo de reflexión para divorciados o para personas en situación de crisis. Comienza una nueva actividad y regálate cosas o crea situaciones que te estimulen.

No te apresures a estar espléndido/a y reanudar tu vida social como si no hubiera pasado nada. Luchar contra la tristeza o la depresión sólo alargará el proceso. Cuando te hayas desahogado bien, será un placer salir con tus viejos amigos.

AMIGOS

En general, son los amigos los que eligen con cuál de los dos miembros de la pareja se quedan. Esto no suele basarse en quién de los dos tiene la razón, o en por qué se han separado. Los amigos de ambos se volcarán a seguir la amistad con quien tengan más afinidad personal. Nunca trates de ganar a los amigos comunes criticando a tu ex.

NUEVAS SALIDAS

Planea tu tiempo libre con anticipación: tus vacaciones, tus fines de semana, aniversarios, cumpleaños de tus hijos, etc. Piensa que no sólo se trata de dónde, cuándo y cómo la pasarás sino de con quién. Probablemente las primeras salidas cuando estén solos no sean tal como las habías imaginado. Pero entre más planifiques tus salidas, mejores serán.

SEXO

Cuando te encuentres preparado para emprender nuevas aventuras amorosas, trata de no confundir la necesidad de afecto con el intercambio sexual, para no tener nuevas decepciones. Permítete disfrutar del sexo.

Permítete tener sentimientos nuevos, redimensionar el amor con las personas, descubriendo la sensualidad que damos y recibimos cuando nos relacionamos con los demás.

Tómate el tiempo que necesites para reestablecer tu vida. Reanudar tu vida sexual y afectiva no necesariamente significa volver a convivir con alguien. Elige y tómate el tiempo para pensar cómo quieres vivir de ahora en adelante. Una persona feliz y satisfecha con sí misma podrá reconocer fácilmente a la persona indicada para compartir su amor, sin repetir las tristes experiencias del pasado.

Si has retornado a la casa de tus padres, explícale a tu familia que tienes derecho a salir con hombres si lo deseas. Habla de estos hombres como tus amigos. No conviertas a tu familia en tu confidente ni pretendas que conozcan a todos tus candidatos hasta que no estés completamente segura de una nueva relación.

LUGARES PERFECTOS PARA ENCONTRAR UN NUEVO AMOR

Todo el mundo tiene derecho a reconstruir el afecto y el amor. Cada nuevo encuentro implica un gasto emocional importante, un depósito de ansiedad por el futuro. No existe un código social que regule cuándo, cómo y dónde ejecutar las acciones que representan acercamiento e interés compartido. Todo se puede lograr. Las preguntas esenciales a responder son: ¿Qué estoy buscando? y ¿qué estoy dispuesto a arriesgar en esta búsqueda?

Existen lugares y momentos donde puedes encontrar un nuevo amor, amigos o una compañía agradable. Y si sabes lo que estás buscando al igual que lo que estás dispuesto a arriesgar, la claridad personal tiene la ventaja de permitir ser consecuente consigo mismo y con el otro, mostrar certidumbre y no una inseguridad ansiosa, definir el territorio y las expectativas. Un nuevo encuentro debe ser simplemente una oportunidad de comunicación, sin apresuramientos ni presiones. Intenta estas opciones de encuentros:

TOMA UN CURSO DE ALGO QUE REALMENTE TE INTERESE

Aunque no tenga que ver con tu trabajo encontrarás personas que tengan tus mismas inclinaciones.

ASISTE A UN CLUB DEPORTIVO O GIMNASIO

Encontrarás amigos, parejas, o a alguna persona interesante. Lograrás estar en buen estado haciendo algún deporte o gimnasia. Disfrutarás de una nueva vida social. Organizarás tu tiempo libre.

DEDICA UN TIEMPO POR MES AL SERVICIO COMUNITARIO

Es importante saber qué sucede en tu comunidad y ayudar a otras personas y conocer temas más profundos que los que se comentan en las noticias.

MEJORA TU ESPÍRITU

Asiste a los lugares que tengan que ver con tu religión, puede ser un templo, una iglesia, una mezquita, etc. Aprende acerca de las religiones y de cómo conectarte con la energía universal o divina.

VIAJA

Anótate en algún crucero o viaje donde puedas conocer a otras personas. Existen hoteles y lugares espléndidos que te brindarán la oportunidad de conocer gente.

PORTAL EN INTERNET

¡Dios bendiga el Internet!! Yo puedo hablar de mi experiencia acerca de este tema, pero es un tema tan amplio que puedo escribir otro libro. En un portal, un poco jugando y un poco probando, solo coloqué una foto y escribí sobre mis intereses, y así conocí a mi esposo. Es increíble como el destino puede juntar a dos personas que viven tan lejos el uno del otro. Yo en Buenos Aires y él en Nueva York. A pesar de todas las relaciones afectivas y positivas que ya había tenido, él es sin dudas mi alma gemela. Prueba, no tienes nada que perder.

LUGARES CULTURALES

El arte y la belleza unen a las personas. Visita museos y exposiciones culturales.

MUSICALES

La música es la melodía que puede dominar hasta las fieras. Asiste a todos los shows que sean de tu agrado, aunque sea sola o solo.

EVENTOS DEPORTIVOS

Si te gusta algún deporte aunque seas hombre y pienses que las mujeres no suelen ir a eventos deportivos, te puedo decir que muchas veces se han conocido parejas en carreras de autos y otros deportes como la equitación y demás.

ASISTE A TODAS LAS FIESTAS QUE TE INVITEN

Muchas veces es duro ir a todas las reuniones o eventos sin pareja, pero justamente ésa es la idea: encontrar a alguien interesante. Ninguna de estas actividades es imposible de realizar. Intenta, tienes mucho que ganar. Deja de lado tus temores y prejuicios, y comienza la nueva dieta del amor.

La Nueva Pareja: Después de un Divorcio

Probablemente, el divorcio es uno de los cambios críticos más importantes en la vida de algunas personas. Como tal, es una oportunidad de enfrentarse a uno mismo, crear nuevas instancias de encuentros, darle otro significado a las relaciones y recrear la vida. La búsqueda y el encuentro de un nuevo amor se vuelve más interesante si estamos liberados de viejos esquemas, somos independientes y estamos dispuestos a mantener una actitud de valoración con uno mismo.

Es muy posible que después de un divorcio, estés muy interesado en encontrar una nueva pareja. Las estadísticas demuestran que el 60% de la gente divorciada vuelve a casarse en el plazo de cinco años.

Hay determinadas situaciones que se deben analizar antes de estar listo para el nuevo amor. La pregunta es: "¿estoy realmente listo para una nueva relación?" Estar "listo" implica factores muy importantes, tales como:

Tomarse el tiempo necesario para reflexionar seriamente sobre todas las cuestiones emocionales sufridas antes y después del divorcio. Tienes que recordar tus prioridades, y entender las razones que te llevaron a la separación, y tener muy claras todas tus emociones, capacidades, fortalezas y debilidades.

Ve despacio. Acércate poco a poco y ve conociendo a la persona, no te dejes intimidar y sigue tu ritmo. Las aproximaciones cortas y tranquilas te ayudarán a controlar tu miedo y a hacerte a la idea de esta nueva situación. Comprueba en cada cita que todo lo negativo que tú esperabas no ha ocurrido.

Es importante tener muy clara la razón por la cual deseas formalizar una nueva pareja. Una de las peores razones es acabar con la soledad. Primero tienes que sentirte íntegro y seguro de ti mismo. Sobretodo, ser honesto con tus sentimientos, sin "tapar" ninguna emoción de frustración o carencia.

Al formar una relación luego de un divorcio, pueden aparecer problemas emocionales sin resolver y es muy común que los conflictos no resueltos aparezcan en nuestra nueva pareja. Si sientes que ese es tu caso es bueno que recurras a un terapeuta antes de embarcarte en algo más serio.

Es fundamental darse un tiempo de libertad y disfrutar de los amigos, hijos y familia. Es importante saber muy bien porqué deseas formar otra pareja. Confiar que podrá sostener el esfuerzo y compromiso necesario para crear un lazo sólido en el futuro es otro factor a tener en cuenta.

Si ya has creado otra pareja y confías que puede funcionar es importante que primero disfrutes intensamente de su compañía los fines de semana. Luego de estas cortas convivencias comenzar a planear algo más permanente. Te sentirás mucho más cómodo y seguro para el futuro. El secreto está en dejar espacio para que cada uno, a su tiempo, se readapte al nuevo funcionamiento y al rol que debe asumir.

Un punto a tener en cuenta es si tu nueva pareja se siente feliz en su profesión o trabajo, ya sea hombre o mujer. Es muy importante buscar personas positivas que nos ayuden a vivir mejor luego de un divorcio.

Después de una experiencia de separación, nunca empujes o presiones a tu nueva relación exigiendo un compromiso. Trata de conocer el nivel de compromiso o el punto en que se encuentre tu nueva pareja en relación a ti. Siempre que pretendas forzar algo, estás perdiendo la oportunidad que el otro te brinda de vivir espontáneamente el amor.

Es fundamental que la nueva pareja revise conscientemente su estado emocional y evalúe sus capacidades para asumir los cambios a los que deberá someterse, principalmente aquellos emocionales, en especial, con los hijos. Además de cambios en los roles familiares que requieren tolerancia y flexibilidad.

Si te encuentras en una nueva relación es importante que te hayas recuperado de la pérdida emocional previa para no arrastrar tristezas y rencores. Si estás planificando un nuevo matrimonio debes aceptar a los nuevos miembros con sus temores, ser tolerante, darles su espacio y tiempo para adaptarse y comprender los conflictos que traen consigo.

Las dificultades más comunes que enfrentan los miembros de las familias reconstituidas son: Identificar quiénes son los miembros reales del grupo familiar. ¿Cuál es el espacio de cada quien? ¿A dónde pertenece cada uno? ¿Quién pone los límites, normas, disciplina? Si has elegido una pareja que tenga su propia casa y sus propios hijos, éste un tema central a tener en cuenta en una conversación.

La principal dificultad que se puede manifestar es el "Conflicto de Lealtades." Este concepto sugiere el compromiso que cada niño tiene con sus padres. Le deben lealtad por haberles dado la vida. En el caso de una nueva familia, los hijos se enfrentan al hecho de tener que aceptar la nueva pareja y estos se plantean: ¿cómo puedo aceptar la nueva esposa de mi padre sin ser desleal a mi madre? Los hijos deben comprender que las nuevas parejas no vienen a competir, ni a asumir el rol del padre o madre, ni tampoco intentan suplir su otro hogar.

Si deseas que tu nueva relación se asiente sobre una base sólida y real, se impone no evitar los temas conflictivos. Los problemas, especialmente los importantes o más sensibles, necesitan ser discutidos. Sobre todo, es importante tratar a esa nueva pareja tal como es. No moldear la nueva relación sobre los patrones de la anterior. Tampoco, la experiencia anterior va a servir de guía sobre lo que no se debe hacer. Cada relación es diferente. La palabra clave es aceptar los sentimientos y compartirlos en la forma más clara posible.

Todas estas recetas te ayudarán a formar una nueva pareja con éxito. Tienes que pensar que amar es necesario, pero también recordar que te tienes a ti mismo hasta el fin de tus días. Se fiel a ti mismo. Tú estarás allí para siempre. Cuenta contigo.

Fundamental: No olvides practicar y utilizar todas las técnicas de las otras secciones de este libro. Cada sección te ayudará a encontrar nuevas formas de amarte a ti mismo y a los demás. Porque *La Dieta del Amor* está diseñada únicamente con ese propósito. Lee este libro, práctica las técnicas y comparte tus secretos con tus amigos. Estoy haciendo una dieta que es para el cuerpo, para el alma, y para abrir mi corazón al amor. El amor que viene de mí y que se canaliza a través de mí.

Tres

RECETAS INFALIBLES PARA PAREJAS CON ESTRÉS

¿Fuiste feliz conmigo?
Te olvidaste del estrés, del cansancio,
de tu jefe, de las cuentas por pagar.
Porque el amor de verdad, es algo
tan hermoso, que no existe nada
en el mundo real o virtual que nos pueda limitar.

EL FAMOSO ESTRÉS LLEGÓ AL AMOR

El estrés es un desequilibrio entre lo requerido por el ambiente, las esperanzas tanto prácticas como afectivas y la percepción personal de la incapacidad a hacerle frente. El estrés es una condición derivada de una crisis entre las demandas sociales, económicas y la capacidad de respuesta. En otras palabras, el sentido de inadaptación, a veces subjetivo, a hacer frente a tales solicitudes. Este estado de estrés puede determinar un aumento del nivel de ansiedad, miedo, agotamiento mental y físico, falta de deseo sexual, etc.

La Dieta del Amor propone para estos casos especiales, que lamentablemente, ya son demasiados comunes, seguir algunos consejos para estimular a un hombre que está bajo mucha presión y comprender cómo ayudarlo, sin los molestos e insistentes reclamos.

No te sientas rechazada, comprende a este tipo de hombre, porque nadie está libre de que le suceda lo mismo. El placer sexual masculino es más simple y mucho menos romántico que el de las mujeres. Un hombre puede sentirse estimulado sexualmente desde cualquier punto de su piel pero, como todo el mundo sabe, su zona más sensible son sus genitales. ¿Qué pasa cuando está bajo presión?

En la radio, para sorpresa de todos los oyentes, confesé: Cuando un hombre está bajo presión, quiere sexo y mucha acción. Muchos hombres llamaron afirmando mi teoría y agradeciendo los consejos a sus esposas. Las confesiones de los hombres cansados que sus mujeres sean tan pasivas eran masivas. Las llamadas eran tan numerosas y tan intensas que los teléfonos no paraban de sonar.

Para agradar a un hombre no necesitas conocimientos especiales o exóticas propuestas. Si quieres conseguir que él viva una experiencia inolvidable, hay algunas cosas que necesitas tener preparadas de antemano, aquí te van los consejos:

♥ Es importante que dejes de esperar que el hombre te seduzca, sobre todo en este caso de hombre tan agobiado, debes arremeter de forma activa y poderosa.

♥ Apenas llegue a la casa: capta toda su atención. Ponte una blusa de tela muy delgada que deje ver que no traes corpiño y verás cómo lo perturban tus pezones.

♥ Se pueden bañar o tomar una ducha juntos con los ingredientes dados en *La Dieta de la Inteligencia Erótica*.

♥ Usa ropa muy provocativa, ropa interior sexy y de color rojo, si es posible, recuerda que está muy cansado y necesita estímulo hasta en colores.

♥ Busca la parte de la casa que tenga más espejos y conduce a tu pareja de la mano. Podrás captar los gestos y movimientos de tu pareja, convirtiéndose en una experiencia muy excitante, y aporta un elemento de voyeurismo sin que nadie más esté presente.

♥ Realiza un desnudo siguiendo *La Dieta del Striptease*. Luego del desnudo, dile que le tienes un regalito y sorpréndelo: tápale los ojos y ata sus manos con una cuerda suave, hazle saber que tiene que estar quieto, no necesita hacer nada. Lo importante es que lo sorprendas y que luego estimules su cuerpo con masajes de lociones como el Jazmín—Potente curativo de los trastornos emocionales, mejora el estado de ánimo y estimula la erección. (Repasa *La Dieta de los Besos y Caricias*.)

♥ Hazle masajes con Romero—Tanto los griegos como los romanos creían que el romero era una planta sagrada con poderes mágicos. Estimula las glándulas y las vías respiratorias para mejorar la energía del ritmo sexual. (Todos los pasos para mantener la dieta del amor te pueden ayudar.) Si se excita puedes hacer el amor o seguir estimulando cada vez más su deseo.

♥ La bandeja de afrodisíacos. Prepara una bandeja con frutas afrodisíacas, como por ejemplo: banana, piña, melón, etc. Acompaña la bandeja con un delicioso vino muy frío.

♥ Dedícate a darle de comer en la boca y vuelca el vino en su cuerpo. Acaricia y besa su cuerpo con toda tu pasión. La regla de oro es que desde el principio estimules sus zonas erógenas.

♥ Recuerda que está cansado y harto de las tareas cotidianas, pero que quiere acción. Un poco más de aventura y menos monotonía. El hombre agobiado necesita un estímulo sorpresivo de parte de la mujer, especialmente en el caso de una mujer típicamente latina que espera que la seduzca siempre el hombre.

♥ Puedes acariciar su piel e incluso morderla o pellizcarla, también puedes tomar uno de sus testículos con tu mano y oprimirlo suavemente, al mismo tiempo que haces otras cosas con la otra mano o con la boca.

♥ La mayoría de los hombres sienten con mayor intensidad el orgasmo si se aprieta un testículo, muy suavemente, contra el otro en el momento oportuno.

Importante: La comunicación a la hora del amor: susúrrale palabras excitantes al oído. El sexo es más excitante si se acompaña de palabras. Cuando acaricies su pene háblale, cuéntale lo hermoso que te parece, en el fondo casi todos los hombres guardan en su corazón el miedo a no satisfacer a la mujer por la medida de su pene.

Para un hombre cansado es bueno buscar diferentes posturas pero no exagerar. Ya la mujer podrá ver por si misma si es buena idea realizar una postura activa en la cama, la amazona es una de las preferidas de este hombre. (Ver *La Dieta del Kamasutra para Cada Día.*)

La Dieta del Amor para Mujeres Agobiadas

Las mujeres como los hombres cuando están agobiadas pueden sentir distintas emociones, como estar alteradas y sensibles, sin ganas de hablar, llorar o tener rabietas como los niños, sentirse exhaustas y no tener estímulo para nada.

El hombre puede estar agobiado. ¿Pero que sucede cuándo la qué está agobiada es la mujer? Y ni hablar si está casada y con hijos. Todo se puede derrumbar en esa casa. ¿O no?

Esto ya no es una teoría, lamentablemente, la mujer que antes esperaba al hombre dispuesta mientras él volvía de su trabajo ya no existe. Ahora ella no sólo trabaja sino que tiene que ocuparse de casi todo en su casa.

Cuando una mujer está agobiada, a diferencia de los hombres, sus límites emocionales la superan y necesita más que nada el apoyo emocional de su pareja…Este el turno para que los hombres escuchen atentamente las siguientes preguntas y las respondan:

1. ¿Es verdad que cuando una mujer esta cansada o agobiada piensas que está loca?
Si crees que sí, ya tienes un gran problema. Por lo menos con tu mujer o pareja.

2. ¿A veces piensas que está ciclotímica o que seguro está enojada por el tema del periodo, y que por ello está tan cambiante?
Si la respuesta es afirmativa, el problema se sigue profundizando.

3. ¿Piensas que quizás se ha vuelto frígida con los años o te das cuenta que está agobiada?
Si afirmas que sí, realmente no eres capaz de ponerte en el lugar del otro. Así el otro sea tu mujer.

4. ¿Piensas que tu mujer, novia o pareja tiene derecho a estar cansada y agobiada?

Si has respondido que sí: felicitaciones. Tienes la capacidad de comprender a otros seres humanos.

Tienes las recetas en *La Dieta del Amor* para ayudarte a que la complazcas como ella se merece. A diferencia del hombre agobiado, la mujer no necesita estímulos sexuales para sentirse bien. La mujer necesita amor, comprensión, diálogo, respeto y tiempo para relajarse. Las mujeres que padecen de estrés buscan compañía y conversación, ya que en ellas el diálogo tiene el efecto de aliviar la ansiedad.

Lo primero que debes hacer es acompañarla, preguntarle cómo está o cómo se siente y cómo la puedes ayudar. Si no tiene ganas de hablar, entonces dile que se relaje, que tú vas a hacer la comida o las compras. Lo mejor para este tratamiento de amor es hacerlo un viernes en la noche y seguirlo todo el fin de semana.

Si puedes, llévala a un lugar bello el sábado en la noche, donde ella pueda distraerse, pero que sea con poca gente. Para que ella no tenga que ir a la peluquería o maquillarse, que a veces todo eso la agobia aún más.

Por supuesto, utiliza todas las técnicas que se describen en las dieciocho claves para ser un *Latín Lover*. Dale todos los masajes y caricias que puedas.

En este momento, no te esfuerces por encontrar una relación súper pasional sino tranquila. El sexo oral puede ayudarla mucho en ese momento a relajarla. Si ella desea más, aprovecha, pero no le exijas nada. Simplemente dale y recibe placer sin llegar necesariamente al coito, como estrategia para fortalecer la respuesta de la mujer. Puedes dejarle mensajes en su celular diciéndole que la amas tantas veces como te sea posible, por ejemplo: te amo, eres mi sueño, te espero mi amor, te amo, eres mi vida, llámame, ya sabes quién soy.

Escribe una carta de amor y déjala en la cama o en la mesa de la cocina o en el toilet, pegada en el espejo, o en un lugar donde ella pueda encontrarla.

Si realizas todas estas acciones con amor y cuidado, ella te amará para siempre. Las mujeres sienten culpa cuando están cansadas y no puedes dar todo de sí a su amante. La culpa las agota mucho más y esto se convierte en un círculo vicioso. Por ello, esta dieta la ayudará a recuperarse más pronto, y amarte eternamente.

Si Ambos Están con Estrés

Reserven un rato para estar en paz: Darse un respiro aunque sea de media hora al día combate la ansiedad. Realicen la relajación que plantea *La Dieta del Amor.* Organicen y creen en la agenda diaria un poco de espacio y guarden también un poco de tiempo para hacer algo que realmente les guste.

Practiquen algún tipo de ejercicio: Hasta la actividad física moderada, como una caminata diaria de media hora, puede mejorar considerablemente la salud y el estado de ánimo. Practiquen todos los días cada sección de *La Dieta del Amor* para mantener la pasión y el deseo siempre vital.

El Poder de La Autoestima

Uno

LA DIETA DE LA RELAJACIÓN FÍSICA, MENTAL Y EMOCIONAL

*Existe un refugio dentro de mí, donde cada uno de
mis músculos descansan.
Donde cada emoción respira suave y cada pensamiento
fluye.
Desde este espacio interior puedo pensar en ti y seguir
en mi centro.
Ahora y aquí desde este nuevo lugar donde me encuentro,
puedo afirmar con mi corazón abierto, que te amo de verdad.*

PARA MEJORAR TU ESTILO DE VIDA

Si deseas mantener una vida llena de amor y energía renovadora, es
fundamental que dediques un tiempo a relajarte y descansar en tu

propio interior. Practicando algunas técnicas de relajación puedes llegar a percibir los niveles más altos que un ser humano puede alcanzar de calma, paz, felicidad y alegría.

La relajación se define como un estado del cuerpo en que los músculos están en reposo. Sin embargo, en las personas que tienen problemas constantes con su pareja o en las relaciones con los demás, el reposo no suele ir acompañado de una experiencia consciente de felicidad.

La relajación es el estado natural del ser humano, pero éste no suele ser el habitual. A medida que el individuo crece, los condicionamientos sociales lo obligan a vivir en un constante stress. Una manera muy común que tiene la gente de evitar ponerse en contacto con las emociones es tensar inconscientemente los músculos, y así, se forman zonas corporales tan tensas que se convierten en una coraza que nos impide amar con libertad.

La relajación es un ejercicio que recomiendo antes de cualquier visualización o trabajo interior que desee hacer la pareja. También se puede realizar este ejercicio a solas pero de a dos tiene más efectividad y se logra un clima ideal, especialmente para el objetivo de *La Dieta del Amor.*

Dedicar unos minutos a la relajación diaria es de suma importancia para mantener la salud física, mental y emocional. Estos son los beneficios que la práctica de la relajación aporta a nuestro organismo:

♥ Disminuye la ansiedad.

♥ Mejora la capacidad de enfrentarse a situaciones estresantes.

♥ Estabiliza las funciones cardiacas y respiratorias.

♥ Aumenta la capacidad de concentración y de memoria.

♥ Mejora la capacidad de aprendizaje.

♥ Incrementa la habilidad para relajarse cada vez que se encuentren en una situación violenta con discusiones o conflictos.

♥ Armoniza la mente y el cuerpo.

♥ Aumenta la capacidad de reflexión.

♥ Estabiliza y aumenta las defensas del cuerpo.

♥ Incrementa la capacidad creativa.

♥ Mejora la disposición para tratar a gente "tóxica" (personas que nos incitan a sentirnos mal).

♥ Facilita el pensamiento positivo.

♥ Aumenta la confianza, y los sentimientos positivos hacia los demás.

♥ Disminuye la tensión arterial.

♥ Mejora la circulación sanguínea.

♥ Aumenta la oxigenación cerebral.

♥ Eleva el campo de conciencia.

♥ Mejora la calidad del sueño.

La Dieta Mental de la Relajación

Realizar una relajación muscular profunda reduce la tensión corporal y la ansiedad. El efecto de este ejercicio de relajación es encontrar los pensamientos automatizados. Requiere un entrenamiento de una a dos semanas de práctica con sesiones de 15–20 minutos al día.

La relajación progresiva se basa en dos métodos básicos: una respiración adecuada (inspiración profunda hacia la zona baja del vientre y expiración suave por la nariz, tras contener el aire aproximadamente unos tres segundos) y el recorrido corporal progresivo, tensando y soltando los principales músculos del cuerpo. Existe también un procedimiento abreviado, más rápido, que también describiremos más adelante. La respiración es un instrumento fundamental e imprescindible para que nuestro organismo consiga un estado de relajación adecuado, tanto desde el punto de vista físico (muscular), como desde el punto de vista mental (emocional). Existe un vínculo directo entre las emociones y los pensamientos con la relajación de los músculos. Es imposible relajarse mentalmente si no lo hacen también los músculos. Así como también es imposible relajarse físicamente si no logramos una relajación mental. Antes de comenzar una sesión de relajación hay que tener en cuenta varios aspectos:

♥ El lugar ha de ser tranquilo.

♥ Hay que desconectar el teléfono.

♥ Que nadie abra la puerta de la habitación de forma repentina, etc.

♥ La temperatura de la habitación debe ser confortable. Resultaría muy difícil relajarse en sitios con mucho aire acondicionado o, por el contrario, donde haga un excesivo calor.

♥ La luz ha de ser suave, creando un ambiente de semipenumbra.

Si por alguna circunstancia tiene lugar una interrupción durante la sesión, hay que procurar no levantarse y salir corriendo de una forma brusca.

Postura

La postura más adecuada para practicar la relajación es tumbado sobre la espalda, con los brazos extendidos a lo largo del cuerpo y las piernas ligeramente separadas con los pies caídos hacia los lados. El cuerpo ha de quedar lo más horizontal posible, y la nuca y cuello tienen que estar bien extendidos y rectos. La boca tiene que estar cerrada, pero es muy importante que no se presionen los dientes y que la mandíbula se mantenga relajada. Los ojos, conviene mantenerlos cerrados o semi cerrados.

Tiempo

Conviene establecer un horario fijo con el fin de que tanto el cuerpo como la mente se habitúen a esa rutina. Esto facilita la relajación. El tiempo que ha de practicarse la relajación puede ser de aproximadamente 15 minutos al principio. Se puede aumentar posteriormente con la práctica.

Ropa

La ropa ha de ser sencillamente cómoda, holgada, sin presiones en la cintura, el pecho, etc. Evita prendas ajustadas o calzado incómodo.

PREPARACIÓN A LA RELAJACIÓN

Antes que nada, es importante no realizar el ejercicio después de las comidas. Espera al menos dos horas después de cada comida para no quedarte dormido.

1. Antes de practicar la relajación, intenta recordar la última vez que has tenido una discusión. Seguramente te sentías

tenso, nervioso o irritado o concluiste la discusión con una sensación corporal y emocional muy agobiante.

2. Recuéstate en una superficie cómoda con las manos apoyadas en tu falda o piernas y deja los hombros relajados. Trae a tu memoria la escena de lo ocurrido, dónde estabas, qué ocurrió inmediatamente antes de que reaccionaras ante la discusión. Observa la escena como si tuvieras una cámara de vídeo, y vas mirando la película lentamente. Después de observar la escena, presta especial atención a la reacción de tu cuerpo. Recórrelo lentamente de la cabeza a los pies como si una pequeña nube de algodón entrara por el cuero cabelludo y fuera descendiendo lentamente por tu cabeza, cuello, hombros, brazos, pecho, espalda, torso y cintura. Sigue por nalgas y piernas, hasta salir de tu cuerpo. Esa nube a tu paso va a ir detectando las zonas tensas. Trata de encontrar esas zonas como si una luz roja intensa imaginaria las señale.

3. Una vez que hayas recorrido tu cuerpo mientras recuerdas esa situación de discusión y tensión, asigna los siguientes valores a cada una de las siguientes zonas musculares.

0 = Ninguna tensión o dolor

1 = Tensión o dolor ligero

2 = Tensión o dolor fuerte

3 = Tensión o dolor extremo

La idea es que si puedes controlar y relajar tu cuerpo de las reacciones automáticas en la discusión podrás de a poco relajar tu mente y abrirte a un estado de mayor calma y, también comprensión.

Las toxinas físicas tienen tendencia a acumularse en ciertas zonas particulares, y a su vez generan las emociones negativas y la energía de los pensamientos y acciones automáticos. Esta es una lista de los lugares en donde se acumulan las tensiones más frecuentemente, y es importante que la tengas impresa o escrita en un papel antes de comenzar tu proceso de relajación para que puedas ir tomando nota mientras vas chequeando tus tensiones.

1. Zona de la frente

2. Zona de los párpados

3. Zona de la nariz

4. Zona de los labios

5. Zona de la mandíbula

6. Zona de la lengua y el paladar

7. Zona de la nuca

8. Zona del cuello

9. Zona de los hombros

10. Zona del pecho

11. Zona de la parte alta de la espalda

12. Zona de la parte baja de la espalda

13. Zona del estómago y el vientre

14. Zona de los antebrazos

15. Zona de las muñecas

16. Zona de las manos y los dedos

17. Zona de las nalgas

18. Zona de las rodillas

19. Zona de los pies

Cuando hayas repasado y recordado la situación, cuando le hayas asignado un puntaje, puedes seguir adelante con el ejercicio. Ahora ya posees mayor conciencia de tu cuerpo. También comprendes cómo tus tensiones físicas están tan ligadas a tus emociones tóxicas o reacciones automáticas.

RELAJACIÓN PROFUNDA

1. Siéntate cómodo en una silla o sillón o recuéstate en una cama boca arriba. Con ambos brazos paralelos a tu cuerpo. Si realizas la relajación sentada, coloca los pies apoyados en el suelo. Las manos relajadas sobre tus piernas. Deja los hombros caídos.

2. Cierra los ojos (puede dejarlos abiertos si estás mas cómodo/a). Comienza a inspirar el aire por tu nariz y llévalo hacia la parte baja de tu vientre. No sueltes el aire aún. Cuenta mentalmente de manera lenta...1...2...3, y suelta el aire suavemente entre tus labios.

3. Vuelve a repetir esta respiración unas cuatro veces más. Ahora comienza a recorrer los principales músculos del cuerpo que están en tensión. Para aprender a soltar la tensión acumulada en ellos. Comienza por la cabeza. Sube tus cejas todo lo que puedas hacia arriba.

4. Mantente en esa posición por unos segundos y registra la tensión que se produce en tu frente, sienes y zonas cercanas a la nariz. Percibe si sientes tensión. Ahora suavemente, deje caer lentamente tus cejas hacia la posición inicial. Siente lo agradable que resulta liberarse de esa tensión. Inspira aire por tu nariz hacia la parte baja del vientre, retiene el aire. Cuenta lentamente 1...2...3...Ahora suelta el aire suavemente entre tus labios y repite mentalmente las palabras..."Tranquilo/a...Relajado/a." En paz...Continúa respirando así unas cuatro veces más.

5. Ahora aprieta fuertemente tus párpados contra tus ojos. Observa la tensión que se produce en los parpados, los ojos y la zona cercana a la nariz y frente. Ahora, suavemente, suelta esos músculos. Percibe cómo desaparece la tensión y lo agradable que resulta liberarse de ella.

6. Vuelve a inspirar aire por la nariz hacia la parte baja de tu vientre. Reten el aire y cuenta lentamente mentalmente... 1...2...3, suelta el aire.

7. Repite esta misma operación cuando te sienta más tenso. Recuerda liberar una zona del cuerpo de alguna situación traumática o compleja en tus relaciones.

8. Ahora tensa las comisuras o extremos de los labios, como si forzaras una sonrisa, todo lo que puedas. Mantén esa tensión y suelta. Anota en tu mente cómo se libera la tensión Sigue respirando.

9. Ahora aprieta fuertemente tus dientes superiores contra los inferiores. Mantenlos apretados. Suéltalos lentamente. Libérate de la tensión acumulada en esa zona. Disfruta del estado de relajación cada vez mayor.

10. Realiza esta operación con todas las partes de tu cuerpo, tensiona tu cuello y relájalo, tus hombros y relájalos. Tensa tus brazos y relájalos, tus manos, y así sucesivamente hasta llegar a los pies. Sin perder el ritmo de la respiración como fue indicado al principio.

CONCIENCIA DEL CUERPO Y DE LAS EMOCIONES

A continuación, describiré otro ejercicio que es aconsejable practicarlo cuando se domina el ejercicio anterior de relajación completa.

Además, es muy positivo realizarlo con tu pareja para que uno de los dos pueda realizar algunas de las preguntas que desarrollo en esta sección.

1. Una vez relajado comienza a recordar en qué situación tu cuerpo y mente se nubla completamente con un pensamiento o una idea automática. Entonces comienzas una discusión. Observa tu cara, postura y actitud.

2. Imagina por qué el otro reacciona a tu forma de actuar. Colócate en el lugar del otro. Trata de observar si tú no reaccionarías de la misma forma que tu pareja ante esa actitud. Preguntate a ti mismo las siguientes preguntas:

   ¿Por qué discuto?

   ¿Por qué reaccioné así en ese momento?

   ¿Cómo miro al otro?

   ¿Qué postura adopto con mi cuerpo, me defiendo o ataco?

   ¿Permito que el otro me diga lo que siente?

   ¿Qué parte de mi cuerpo se tensa en una discusión?

   ¿Pienso en forma prejuiciosa hacia el comentario del otro?

   ¿Doy por obvio lo que el otro tiene que hacer?

   ¿No valoro lo que el otro desea?

   ¿Escucho sólo mi diálogo interno?

   ¿Puedo mirar al otro como alguien amado o solo como un enemigo en plena pelea?

   ¿Asocio a mi pareja en el momento de la discusión con otras situaciones con personas de mi pasado?

   ¿Quiero imponer mi idea sin importar a qué costo?

3. Ahora imagina que eres testigo de la discusión. Trata de comprender qué sucede y encontrar una solución al res-

pecto. Entonces vuelve a hacerte esas preguntas como si fueras un tercero. Es muy útil grabar estas preguntas para sentir que te hablas y te puedes responder a ti mismo. Si te animas a realizarlo con tu pareja puede tener un resultado muy positivo. Si lo logras, es probable que puedas disminuir casi hasta al nivel cero la discusión, la queja y la energía negativa de la pareja. Imagina qué preguntas te haría un testigo totalmente imparcial, observando esa situación. Aquí doy algunos ejemplos:

¿Qué sucede en esta relación, por qué no pueden comunicarse de otra forma que no sea peleando?

¿Qué consejo le daría a esta persona en esta misma situación?

¿Cuál es la manera más práctica y efectiva de pensar sobre esto que está sucediendo?

¿Qué desenlace es el más certero para esta situación?

¿Cómo resolver esta discusión para que las dos partes se sientan respetadas?

¿Qué estoy dispuesto a hacer para que las discusiones no se repitan, y la relación se trasforme o mejore?

¿Cómo puedo ayudar a mi relación para cambiar los patrones tóxicos?

¿Cómo yo quiero y necesito crecer para modificar mis hábitos negativos en las relaciones?

¿Qué puedo hacer para qué mi pareja no se desgaste?

¿Qué he aprendido de esta experiencia?

Si practicas y respondes cada una de estas interrogantes con el tiempo necesario, como un testigo del conflicto no como parte del mismo, cada respuesta te ayudará a solucionar tus miedos y reacciones automáticas. Así, podrás aprender de la situación de una forma clara y sencilla.

Todas estas preguntas son a modo de ejemplos de lo que puedes investigar cuando te observas a ti mismo en esta película que vas creando en tu mente. Tú mismo puedes crear otras más adecuadas a tu situación y personalidad. Cuando comiences a ser más sincero contigo mismo. Encontrarás las respuestas y las soluciones a tus problemas en tus relaciones.

Dos

EL PODER DE LA AUTOESTIMA

Existe un amor que es tan inmenso que simplemente sucede. Es tan extenso que nos penetra y traspasa. No es el amor a otro. Tampoco es el amor a uno mismo. Es el amor más allá de la mente. Es amor a la creación, a la vida, al amor mismo.

EL AMOR PERFECTO

Llegando a la última parte de *La Dieta del Amor,* decidí compartir con ustedes mi punto de vista sobre el tema estructural y el sostén principal del amor: la autoestima. Desde mi punto de vista, el tema de la autoestima ha sido abordado en base a teorías que se basan en el espejo del otro. Estas teorías explican cómo amarse uno a sí mismo, más que al otro, o que debes quererte a ti más que a nadie o sea más que al prójimo. Debes amarte a ti primero más que al segundo, tercero, etc. Se han creado tantas teorías que se ha confundido la autoestima con el egoísmo.

Se ha mal interpretado la autoestima, con la autosuficiencia y en algunos casos lo que es peor con la omnipotencia.

La autoestima es la afirmación directa de que somos un canal de amor. El amor es la totalidad de la vida. No hay nadie a quien querer más o menos allá afuera porque todos formamos la unidad del amor. El amor no divide ni elige. El amor es una poderosa fuerza que une y que integra nuestro ser.

Nosotros atraemos a nuestros amigos, nosotros invocamos a nuestros enemigos, nosotros nos hacemos odiar o amar. Tenemos que permitir y dejar que el amor nos atraviese.

Nosotros somos el instrumento del amor. La melodía traspasa el instrumento, el sonido viaja más allá de nuestra percepción. La orquesta toca la melodía con todos sus músicos. Ellos tocan sus instrumentos al mismo tiempo. Toda la música de la orquesta suena en forma armoniosa. Pero no podemos registrar cada instrumento por separado. El amor es el todo, es la orquesta, la música, el receptor, el sonido. El que la baila y quien la dirige, quien la disfruta. La música es creada por sí misma. El músico puede pensar que la creó, pero nadie la creó. La música sucede, pasa a través de las manos del pianista, del guitarrista, o del que toca el instrumento, o escribe las notas de una canción. Lo mismo sucede con el amor, nadie puede hablar de autoestima, porque no existe ego en el amor. Tampoco el director de orquesta es la música, sólo es parte del juego de la melodía. Ese es el problema del ego: (yo creo) que dirige al amor. Nada más falso e ilusorio. Es lo mismo que pensar que yo dirijo la luz del sol porque tengo electricidad en mi casa. *El amor es una acción, no es sólo un sentimiento, el amor es la totalidad de la vida.*

Muchas veces las personas me preguntan: ¿Cómo puedo hacer que alguien me quiera? Una respuesta podría ser ámate a ti mismo y esa persona te amará.

La verdadera respuesta es: no hagas nada para que alguien te quiera. Solamente ama, haz feliz a los demás, entrégate, cree, acepta, eso es LA AUTOESTIMA.

Autoestima: Convertirse en Canal del Amor

El amor está tan lejos de la mente. El amor habita en otra dimensión tan diferente de la mente. Por esta razón es tan difícil describir en palabras el amor.

Cuando comencé a escribir de forma sistemática, elegí también el tema del amor. Tenía catorce años y escribía poesía. Mi intención era expresarle a mi amado todos mis sentimientos. Deseaba poner en palabras cuánto lo amaba. Necesitaba decirle sobre mis pasiones, mis conflictos, mis entregas, mis deseos. El papel se quemaba al pasar el lápiz por mi cuaderno. Era tan grande mi deseo, era tan intenso mi apasionamiento que también le escribía a Dios. Cuando me refería a Dios lo hacía como ruego, como orando en voz baja, pidiendo que alguien escuche sobre mis sentimientos aquello tan grande que no podía explicar y me pesaba.

Creía que a través de la escritura un hechizo se produciría. El amor me abandonaría y no sentiría tanto amor. El deseo se apagaría un poco. La pasión se evaporaría otro poco. No estaría tan enamorada. Me sentía loca de amor. Sentía que dentro de mí existía un desborde de palabras que trataba de combinar con un estilo poético. Quería controlar el volcán de la pasión y del amor.

Ahora, después de muchos años, escribo sobre cómo amar. Porque me di cuenta de que no se puede hablar del amor, sólo aprender a amar. Mientras escribo, intento siempre seguir aprendiendo para comunicarme mejor con el amor. Esto es el único entrenamiento que podemos hacer, todos los días aprender a amar y aceptar y dejar fluir a través de nosotros el amor.

¿Cómo comunicarse con el amor?

¿Cómo hacer para que el amor hable a través de nosotros?

¿Cómo hacer que el amor actúe desde nosotros, para que el amor nos utilice como puente?

Esto es lo que practico desde que entendí que el amor es tan grande que sólo puedo dejar que pase a través de mí. Te propongo un ejercicio:

Relájate, utiliza la técnica brindada anteriormente. Cuando estés bien relajado, controla tu respiración. Trata de concentrarte en el ritmo de tu corazón. Respira y relájate. Realiza estas preguntas a continuación:

1. ¿Qué pienso?: permanece alerta a todos los pensamientos negativos e irracionales, mecánicos y automáticos que existan. Trata de observarlos, no te pelees con estos, así les das poder. Trata de observar su origen, los pensamientos automáticos aparecen por miedo al amor.

No trates de sustituir ningún pensamiento por otro, simplemente deja que éste sea como una ola: así como llegó dejarlo salir. No te identifiques ni con un pensamiento negativo ni con uno positivo. Porque sabemos que en la evolución de un ser humano lo que para uno es positivo para el otro es lo contrario. Lo que en un momento de nuestras vidas parece importante y trascendental para otra situación es exactamente lo opuesto, no tiene importancia.

Ejercicio

Te invito a hacer una visualización luego de estar relajado. Imagina que todo el cielo es el amor. Entiendo que es difícil imaginar el cielo porque en realidad sólo hay un espacio arriba, abajo, o al costado nuestro, que está vacío y lleno al mismo tiempo. Es el espacio cósmico que nos rodea.

Trata de cualquier forma de imaginar que el cielo, ese espacio bello lleno de estrellas, es el amor. Percibe que el aire es el amor. Flota en el aire para tocar el cielo. Transpone la luz de cada estrella y siente cómo vuelas y flotas en el amor. Siente y percibe todo el amor y comprenderás el secreto de por qué nada es sostenido. Porque la tierra no está sostenida sino que flota en el sistema solar. El Sol está suspendido en la galaxia como todo lo que existe en el universo. Flota más allá de la ley de la gravedad. Porque todo se mueve tan perfectamente. Flota, gira y muévete en el amor, respira, inspira y exhala amor. Convierte tu espacio interior en ese perfecto amor que te rodea y danza con ese amor. Repite este ejercicio tres veces por semana durante cinco minutos, si puedes, realízalo todos los días.

2. ¿Qué siento?: el tema afectivo es tan delicado como una flor. Por ello, cuando mas claro tenemos cuales son los componentes afectivos que necesitamos, que pedimos y damos, podemos lograr relaciones más claras, sinceras y transparentes.

Es importante saber qué sentimos, cómo son los movimientos internos de nuestras emociones antes de prestar tanta atención a qué sienten los demás por nosotros. Aquí enuncio los principios para que cuides tu estado emocional.

♥ La valoración individual. Ninguna persona puede hacer juicios sobre ti, tú tampoco sobre otras.

♥ Trata de no permitir muchas opiniones que afecten tus sentimientos o emociones hacia ti mismo.

♥ Intenta no darle poder personal a otras personas para que a cambio te amen.

♥ La crítica hacia ti mismo genera energía negativa. Coloca toda tu energía en valorar tus acciones y trasformar lo que no necesitas sin perjudicar tus sentimientos.

♥ Sé conciente que cuando uno pide, reclama, o busca amor, tiene que ver qué energía atrae. Además de que brinda al otro en consecuencia. Muchas personas por el temor a la soledad buscan parejas o relaciones negativas para su vida.

Ejercicio

Relájate y sigue los lineamientos anteriores explicados para la relajación. Imagina que el amor es el océano, zambúllete en sus olas. Siente cómo te relajas en sus aguas saladas. Registra cómo el agua penetra en ti, refréscate. Imagina que eres un niño que nunca estuvo en el mar. Juega con las olas, síguelas, entrégate a ellas. Integra tu cuerpo como parte del mar. Siente que abres tu corazón al mar. Las aguas penetran cada espacio de tu corazón y limpian todas tus heridas del pasado. El agua limpia tus arterias de malos tratos, de desamor, de malos entendidos. A veces hacemos contratos negativos en forma automática con las personas. Estos contratos son generados por miedos. Purifica cualquier contrato o vínculo ya preestablecido. Limpia con el agua del amor toda tu vida, cada área de tu existencia.

Imagina tus relaciones limpias y trasparentes. Imagina tu vida en clara armonía con el amor. Repite este ejercicio durante cinco minutos todos los días, si tienes algún problema en tu relación actual, trata de hace este ejercicio dos veces por día.

3. ¿Qué hago? Toda acción amorosa se multiplica. Esta es una ley universal. El amor es como el eco, siempre resuena. Todos los consejos creados para ti en la primera parte de este libro son indicados para que los realices con tu pareja, o con la relación que estés manteniendo actualmente. Cada ejercicio, técnica, receta y dieta está pensada para que te alimentes en base al amor.

Ejercicio

Visualiza un campo de rosas, árboles frutales, flores con diferentes fragancias maravillosas. En un lugar donde los pájaros cantan, las mariposas vuelan. Registra como caminas en ese espacio mágico y bello. Imagina que es el paraíso. Observa la gente a tu paso, todos se aman, todos se respetan y se cuidan entre si. Tú te sientes cada vez mejor y más feliz de participar de esta celebración en esta fiesta de amor. Toma una fruta del campo, aliméntate con ella. Siente mientras la comes que es amor puro. Este fruto te brinda energía, estimula tu cuerpo. Tu imaginación se expande. Ese fruto con sus jugos te purifica de todo temor. La energía del campo te ilumina y te da magnetismo, atracción, seducción. Te sientes fuerte y refulgente. Estás preparado para amar. Realiza este ejercicio en la mañana. A medida que entrenes tu relajación, observarás que más rápido lograrás el resultado que esperas.

Los tres componentes que se brindan aquí, el pensamiento, el sentimiento y la acción, están relacionados entre sí. De manera que actuando sobre uno de ellos, obtenemos efectos sobre los otros dos.

*L*a autoestima interpretada como la canalización del amor en su totalidad, brinda al ser humano su verdadera dimensión y le permite desarrollar todo su potencial divino.

COMPROMISO CONTIGO MISMO

Nadie puede reemplazarte. Sin ti, el amor te extrañará. Todo el universo te ex-trañará. Las estrellas, el cielo, los árboles, las flores, los pájaros y la tierra. Todo el cosmos sentirá que hay un pequeño lugar vacío que no puede ser llenado por nadie. Nadie excepto por ti. Una vez que comprendas que eres esa nota tan preciada, ese tesoro que brilla sin límites, sentirás el inmenso amor que tras-ciende y desciende a través de ti. Ese es el verdadero amor que te brindará liber-tad para abrazar al mundo entero.

Mientras los alquimistas buscaban transmutar metales en oro, los espiritualistas demostrar que el espíritu vive en todas las cosas, los científicos darle una razón a cada célula y a los espacios vacíos, los médicos curar el cuerpo, yo me conformo con escribir estas pala-bras y que encuentres en *La Dieta del Amor* tu alimento.

Toda dieta depende, desde el principio, de tu sentido de compro-miso. En *La Dieta del Amor* el compromiso viene al final. No puedes amar a aquello que no conoces. No puedes amar aquello que no te enseñaron. No puedes amar aquello que asocias con sufrimiento. Puedes comprometerte a hacer una dieta para el cuerpo, porque sa-bes qué forma anhelas tener y que estilo deseas lograr. Sin embargo, es probable que aún no conozcas cuál es tu estilo de amar, y hasta donde puedas amar. Eso es lo que debes preguntarte cuando termi-nes de leer esta dieta, y quizás a diferencia también de las otras dietas debes hacerla antes de decidir porqué la quieres hacer.

Hay algo que necesitas saber: el amor no es la relación. El amor es eterno. Las relaciones necesitas alimentarlas porque si no se mue-ren. Sufrirán altibajos y cambios si no le das el alimento preciso en el momento indicado. Por ello, *La Dieta del Amor* te provee de todos los ingredientes que necesites y que están a tu alcance. Tú tienes que encontrar la sabiduría para combinar los elementos como un alqui-mista, y aprender a conocer tu cuerpo y el de tu amante siguiendo la dieta como un científico y a reconocer lo sagrado del amor y de cada acto en tu relación como un espiritualista.

Escribe un contrato diario de compromiso contigo mismo cada día y fírmalo.

Yo (tu nombre). Voy a hacer hoy día... (Fecha). _____

La Dieta del Amor _____

Esto me va beneficiar en... _____

Voy a lograr que... _____

Mi pareja (el nombre) me ama porque yo comprendo que... _____

Yo me comprometo a dar... y... a recibir... _____

Necesito sentir... _____

Tengo que lograr cambiar... _____

Me gustaría mejorar... _____

Yo... (Tu nombre) soy el único canal que puede manifestar este amor. _____

Yo... (Tu nombre) deseo realizar..., crecer, evolucionar y brindar amor. _____

Yo... (Tu nombre) tengo todas las herramientas para ser feliz y me comprometo este día a ser realizar la plenitud del amor. _____

Firma   Día _____

Si realizas este compromiso contigo mismo sinceramente, atraerás a tu vida personas sinceras, comprometidas con crear un mundo mejor. Yo te recomiendo lo que yo hago. Hago mi compromiso diario, a veces, cambio a veces algunas líneas. Me envió un email a mí misma luego de firmarlo para recordarme el contrato diario que tengo, cada vez que reviso mi correo electrónico. Esto lo realizo más de treinta veces por día. Si así lo haces atraerás a tu vida amor, gozo, apertura, semejanza de criterios e ideales. La vida será más fácil. Tendrás toda la energía que necesites. Te mirarás al espejo y te sentirás querido por ti mismo, apreciado por ti mismo, valorado por ti mismo. Lo más importante es que te mirarás a ti mismo y encontrarás los ojos de un ser humano que refleja una alma plena de amor y que es amado. Encontrarás refugio y hogar sin importar en dónde te encuentres, todo el mundo te aceptará.

Serás un modelo de amor. Y el amor te modelará como una escultura dulce cada día. Tú mismo encontrarás el alimento en cada rincón de tu ser.

Confesión Comprometida del Autor

Cada libro es un proceso de aprendizaje. Mientras escribo aprendo algo más de mí y de ti. Me gusta expresarlo en poesía, porque así es como los maestros Zen reciben otro estado de conocimiento y de maestría para llegar a la iluminación. Reciben con un poema toda la belleza pura de la luz y del amor. Esta información me llegó a través de un maestro Zen en un curso que tome con él. Sin embargo, mientras escribía *La Dieta del Amor,* yo aún no lo sabía, y entregué una poesía en cada conclusión de cada uno de mis libros.

Entonces, para concluir mi compromiso con la dieta del amor de hoy afirmo con el corazón abierto:

Yo Mabel Iam te entrego esta poesía a ti, mi amado lector. Esta poesía como legado y honor de mi amor hacia ti. Espero que sea de tu agrado y que llegue a tu ser interior.

Yo amo ser un ser humano
porque puedo ver a mi esposo reír.
Porque puedo ayudar a un anciano a cruzar la calle.
Puedo jugar con un niño.
Puedo tocar a otro ser humano.
Puedo besar y sentir la suavidad
de la piel de mi amado cada día.
Yo puedo ser un ángel pero los ángeles
no pueden hacer lo que yo hago.
Por ello, amo ser un ordinario ser humano.
Algún día feneceré, y aún seguiré eternamente
viviendo en el corazón de otro ser humano.

Glosario

Diccionario de palabras en orden alfabético de términos utilizados en este libro para la mayor comprensión del lector.

A

Actitud: Predisposición de la persona a responder de una manera determinada frente a un estímulo tras evaluarlo positiva o negativamente.

Afrodisíacos: Cualquier sustancia u objeto que aparentemente acrecienta la excitación sexual. Algunos estimulan los sentidos (vista, tacto, olfato y oído) y otros se toman bajo forma de comida, bebida, preparados medicinales y "filtros amorosos."

Alquimia: Es el manejo de las tesis y prácticas de los antiguos químicos, que fomentaron la química moderna. Se desarrollaba con finalidades místicas y filosóficas.

Alma: Concepto filosófico que define aquello que conforma la esencia humana y que es inmutable. Para algunos, no sería otra cosa que el psiquismo, lo espiritual; sin embargo, en el presente se ha abandonado la concepción bipartita del hombre como suma de alma-cuerpo y se prefiere hablar de persona, como un todo indiviso. Durante muchas épocas se circunscribió lo sexual a lo físico, dejando el alma fuera de estas manifestaciones. La distinción amor puro–amor erótico encuentra aquí su fundamento.

Angustia: Un estado de gran activación emocional que contiene un sentimiento de miedo o aprehensión.

Ansiedad: Miedo anticipado a padecer un daño o desgracia futuros, acompañada de un sentimiento de temor o de síntomas somáticos de tensión.

Arquetipo: Según Carl Jung, imagen o impresión innata que todas las personas tienen en común. Reside en la mentalidad colectiva inconsciente y equivale al concepto de instinto en los animales.

Autoafirmación: Característica de la conducta que se singulariza por un comportamiento social positivo, que apunta a defender un derecho a alcanzar una meta.

Auto estimulación: Masturbación, onamismo. Estimulación sexual del propio cuerpo.

Autosugestión: Proceso generalmente inconsciente, por el que el sujeto se convence a sí mismo de algo.

Beso: Contacto bucolabial con que se realiza la aproximación afectiva o sexual. No es una práctica utilizada en todas las sociedades pues, en algunas, es substituida por el olfateo. En lo sexual, se lo entiende como caricia preliminar y como elemento fundamental de la excitación erógena. Puede limitarse a un leve rozamiento de boca a boca o de boca a cuerpo. La dirección de los besos de contenido sexual, se orienta a las zonas erógenas y se utiliza generalmente la lengua y los dientes.

Beso francés: Beso con lengua.

Beso negro: beso en el ano.

Clímax: La culminación del placer sexual (orgasmo).

Clítoris: El clítoris es un órgano cilíndrico situado en la intersección de los labios menores de la vagina. Está cubierto por un capuchón, análogo al prepucio masculino. El clítoris está formado por un tejido sensible que entra en erección durante la estimulación debido al aumento del riego sanguíneo a través de las arterias locales y el descenso del drenaje de la sangre por las venas. La estimulación del clítoris es importante a la hora de ayudar a la mujer a alcanzar el orgasmo.

Coito anal: Forma de unión sexual (heterosexual u homosexual) en la que un hombre introduce su pene en el ano de su pareja.

Coitus interruptus: Retirada del pene del interior de la vagina antes de que se haya producido la eyaculación. Como método anticonceptivo produce tensiones psíquicas y no resulta muy fiable.

Compulsión: Repetición innecesaria de actos, derivada de un sentimiento de necesidad no sometible al control de la voluntad. Se diferencia de las ideas delirantes en que el sujeto que la padece es consciente de lo absurdo de su conducta.

Conciencia: Estructura de la personalidad en que los fenómenos psíquicos son plenamente percibidos y comprendidos por la persona.

Condicionamiento: El condicionamiento es un tipo de aprendizaje en el cual la conducta de un organismo tiene consecuencia en su medio inmediato. El organismo "opera," por así decir, sobre el mundo que lo rodea.

Conducta instintiva: Es una conducta innata, considerada algo más que un reflejo, ya que abarca un repertorio complejo y depende más de la maduración que del aprendizaje.

Conflicto interno: Presencia contemporánea, en la misma persona, de dos motivaciones de carácter opuesto pero de igual intensidad.

Cunnilingus: Estimulación de la zona genital de una mujer (incluidos el clítoris, los labios y la vagina) mediante la boca, los labios y la lengua de otra persona. Se practica para estimular antes del coito o como medio para conseguir el orgasmo.

Emoción: Estado afectivo, una reacción subjetiva al ambiente, acompañada de cambios orgánicos (fisiológicos y endocrinos) de origen innato, influida por la experiencia y que tiene la función adaptativa. Se refiere a estados internos como el deseo o la necesidad que dirige al organismo. Las categorías básicas de las emociones son: miedo, sorpresa, aversión, ira, tristeza y alegría.

Empata: Estado mental en el que un sujeto se identifica con otro grupo o persona, compartiendo el mismo estado de ánimo.

Espacio vital: Espacio físico y psíquico que todo ser vivo precisa para su normal desarrollo.

Estrés: Cualquier exigencia que produzca un estado de tensión en el individuo y que pida un cambio o adaptación por parte del mismo.

Eyaculación: Expulsión de semen por el pene.

Eyaculación precoz: Disfunción sexual en la cual el hombre eyacula antes, o inmediatamente después, de introducir su pene en la vagina de su compañera.

Fantasía: Libre actividad del pensamiento por la cual premisas y conclusiones pueden ignorar la realidad. En términos sexuales, situaciones o sucesos sexuales productos de la imaginación que involucran personas reales o imaginarias.

Feromonas: Sustancias químicas que producen los animales para comunicarse por el olfato. No hay pruebas de que los humanos produzcan feromonas, pero existen razones para creer que es así. Según el Dr. Alex Comfort, del University College de Londres, tenemos todos los órganos y glándulas necesarios para crear y recibir feromonas, pero tal vez hemos evolucionado de modo que no respondemos a las mismas.

Fetichismo: Forma de comportamiento sexual compulsivo por la cual la manipulación de un objeto inanimado o de una parte del cuerpo que no sean los genitales, es necesaria para la satisfacción sexual.

Fobia: Miedo persistente e irracional hacia un objeto, situación o actividad específicos (el estímulo fóbico), que da lugar a un deseo incoercible de evitarlo. Esto suele conducir a evitar el estímulo fóbico o a afrontarlo con terror.

Frustración: Situación en la que se halla el sujeto cuando encuentra un obstáculo que no le permite satisfacer un deseo o alcanzar una meta.

ℋ

Hipnosis: Estado de alteración de la conciencia inducido en un sujeto cooperante. Se caracteriza por un estrechamiento del foco de atención y aumento de la posibilidad de sugestionar.

ℐ

Identidad: Concepto claro y nítido de uno mismo.

Identificación: Mecanismo psíquico inconsciente que induce a un sujeto a comportarse, pensar y sentir como otro que actúa como su modelo.

Imagen: Representación mental de un objeto, una persona o un acontecimiento.

Imaginación: Facultad de representarse mentalmente objetos, personas, situaciones no presentes en la realidad.

Impresión: Visión u opinión general de un hecho cualquiera de otro sujeto, que surge de modo inmediato.

Impulso: Tendencia a actuar sin una deliberación previa. Fenómeno contrario a un acto de voluntad.

Impulso afectivo: Es la tendencia innata en virtud de la cual un organismo aspira al contacto, físico o emocional, con otro organismo.

Impulsos biológicos: Son un conjunto de movilizadores innatos de la conducta, que reflejan las necesidades de los órganos y los procesos fisiológicos del organismo.

Inconsciente: Zona "sumergida" de nuestra personalidad, de la que el sujeto no es directamente consciente. Sus contenidos son de naturaleza pulsional (pulsión) y su organización está regida por la condensación y el desplazamiento. Sus intentos de acceder a la conciencia son frenados por la represión y sólo obtienen éxito en la medida en que, a través de las deformaciones de la censura, se producen formaciones de compromiso (sueños, actos fallidos, etcétera). Se compone básicamente de material psicológico procedente de los deseos infantiles.

Inconsciente colectivo: Según Jung, el conjunto de ideas y recuerdos que pertenecen a toda la humanidad y que son fruto de los recuerdos acumulados tras las experiencias de innumerables generaciones.

Inhibición: Carencia o disminución de determinados tipos de conducta, especialmente de los agresivos.

Inmadurez: Insuficiente grado de desarrollo afectivo que puede darse en personas cronológica e intelectualmente adultas.

Inteligencia: En líneas generales, capacidad mental para entender, recordar y emplear de un modo práctico y constructivo, los conocimientos en situaciones nuevas.

Intimidad: Según el análisis transaccional, la intimidad es un estado de proximidad emocional a otra persona, caracterizado por la ausencia de manipulación y la presencia de una comunicación auténtica.

Intuición: Forma de conocimiento directo caracterizada por la inmediatez y la contemporaneidad.

J

Juguetes sexuales: Por juguete sexual entenderemos cualquier objeto introducido al juego erótico para incrementar el placer de las personas involucradas.

ℒ

Labios mayores: Son dos repliegues exteriores que rodean los labios menores y las aberturas de la vagina y la uretra (el conducto que transporta la orina hasta su expulsión). Se trata de suaves pliegues de piel cubiertos de vello y formados por el mismo tipo de tejido que el escroto del hombre; se extiende hacia la región anal.

Labios menores: Son dos repliegues de tejido situados entre los labios mayores. Son más delgados que los labios mayores y no tienen vello. Están formados por el equivalente femenino del tejido que constituye el cuerpo del pene. Los labios menores encierran numerosas terminaciones nerviosas sensibles. Al igual que el pene, durante la estimulación sexual la sangre fluye hacia ellos.

Látex: Material sintético que se utiliza para la confección de preservativos.

Lesbiana: La palabra lesbiana comenzó a usarse a finales del siglo XIX. Se refiere a épocas remotas, alrededor del año 600 a. C., cuando la gran poetisa Safo vivía en la isla griega de Lesbos. Safo escribió sobre la amistad y el amor entre mujeres. Es una mujer que siente atracción por otra mujer, por lo tanto a la mujer homosexual se le llama de esta forma. Los antiguos griegos creían que era la forma más elevada del amor. En la antigua ciudad-estado griega de Esparta, alrededor del año 1000 a. C., se procuraba que los amantes masculinos pertenecieran al mismo regimiento que su amante, pelearía con más ardor para impresionarlo. El ejército espartano era uno de los más poderosos y temidos de la antigua Grecia.

Lenguaje del cuerpo: Forma de comunicación no verbal efectuada a través de gestos, movimientos, etc.

Libido: Sigmund Freud (1856–1939), utilizaba el término "libido" para describir el instinto que produce la respuesta sexual. Su teoría era que, además de empujar a hombres y mujeres a la procreación, esta poderosa fuerza determina una gran parte del comportamiento humano.

Lubricantes: Líquidos creados para aumentar las secreciones naturales producidas por el cuerpo o para disminuir la fricción en el contacto corporal. Es preferible utilizar productos acuosos con fórmulas especiales para los genitales, ya que son seguros con preservativos, diafragmas y otros objetos de goma.

Masoquismo: La orientación sexual donde una persona obtiene placer al recibir dolor físico y psicológico.

Magnetismo: Una de las modalidades de la energía UNIVERSAL que compenetra a la totalidad del COSMOS, desde las partículas más pequeñas hasta los cuerpos celestes.

Mecanismo de defensa: Proceso psicológico automático que protege al individuo de la ansiedad y de la conciencia de amenazas o peligros externos o internos. Los mecanismos de defensa mediatizan la reacción del individuo ante los conflictos emocionales y ante las amenazas externas. Algunos mecanismos de defensa (proyección, dicotomización, y "acting out") son casi siempre desadaptativos. Otros, como la supresión y la negación, pueden ser desadaptativos o adaptativos en función de su gravedad, inflexibilidad y el contexto en el que ocurran.

Meditación: Proceso mental a través del cual el sujeto alcanza su yo más profundo.

Métodos de barrera: Es la utilización de barreras físicas para impedir los embarazos como los preservativos, diafragmas, capuchones cervicales, cremas, óvulos, espumas y esponjas espermicidas.

Miedo: Reacción emotiva frente a un peligro reconocido como tal en estado de conciencia.

Motivación: Conjunto de motivos que intervienen en un acto electivo, según su origen los motivos pueden ser de carácter fisiológico e innatos (hambre, sueño) o sociales; estos últimos se adquieren durante la socialización, formándose en función de las relaciones interpersonales, los valores, las normas y las instituciones sociales.

Negación: Mecanismo de defensa por el que se rechazan aquellos aspectos de la realidad que se consideran desagradables. El individuo se enfrenta a conflictos emocionales y amenazas de origen interno o externo negándose a reconocer algunos aspectos dolorosos de la realidad externa o de las experiencias subjetivas que son manifiestos para los demás. El término negación psicótica se emplea cuando hay una total afectación de la capacidad para captar la realidad.

Números sexuales: Cualquier montaje sexual que implica a más de dos personas.

O

Obsesión: Irrupción en el pensamiento de una idea, un sentimiento o una tendencia, que aparece en el enfermo en desacuerdo con su pensamiento consciente, pero que persiste a pesar de todos los esfuerzos que hace el sujeto por deshacerse de él.

Orgasmo: Es el clímax de la excitación sexual. Se caracteriza por profundas sensaciones de placer y contracciones musculares rítmicas e involuntarias. En el hombre, el orgasmo va acompañado de la eyaculación de semen.

Orgasmo múltiple: La mujer puede tener más de un orgasmo en sucesión, no como el hombre. Es bastante más corriente experimentar repetidos orgasmos durante la masturbación o el sexo oral. De ello se deduce que la estimulación directa del clítoris puede elevar la probabilidad de alcanzarlos. En teoría, todas las mujeres son capaces de conseguir orgasmos múltiples. Los factores culturales y psicológicos tal vez tengan importancia para algunas mujeres, la continua estimulación del clítoris resulta incómoda.

Orientación sexual: Atracción erótica y emocional de una persona hacia otras de su mismo sexo, opuesto o de los dos.

Pene: Órgano genital masculino. Está formado por una zona cilíndrica (cuerpo del pene) y la punta que tiene forma piramidal y se llama glande. Cada constitución masculina tiene un tipo o tamaño determinado, y a su vez éste varía en posición de flacidez o de erección. El tamaño no incide en la potencia sexual.

Pánico: Episodio agudo de los estados de ansiedad caracterizado por un miedo intenso e irracional.

Pensamiento: Término genérico que indica un conjunto de actividades mentales tales como el razonamiento, la abstracción, la generalización, etc., cuyas finalidades son, entre otras, la resolución de problemas, la adopción de decisiones y la representación de la realidad externa.

Percepción: Función psíquica que permite al organismo, a través de los sentidos, recibir y elaborar las informaciones provenientes del exterior y convertirlas en totalidades organizadas y dotadas de significado para el sujeto.

Personalidad: Estructura psíquica de cada individuo, la forma como se revela por su modo de pensar y expresarse, en sus actitudes e intereses y en sus actos. Son patrones duraderos de percibir, relacionarse y pensar acerca del ambiente y de uno mismo. Los rasgos de personalidad son aspectos prominentes que se manifiestan en una amplia gama de contextos sociales y personales importantes. Los rasgos de personalidad sólo constituyen un trastorno de personalidad cuando son inflexibles y desadaptativos y provocan malestar subjetivo o déficit funcional significativo.

Pesadilla: Sueños con carácter terrorífico y angustioso, que carecen de significado patológico si no son muy intensos o repetitivos.

Plano físico: Está relacionado con las cosas, las fuerzas y las manifestaciones materiales. Incluyendo todas las cosas que llamamos materia (sean éstas: formas sólidas, líquidas y gases) y todas las formas de eso que llaman energía o fuerza. (Divididas en subplanos respectivamente, tales como son: El calor, la luz, el magnetismo, la electricidad, y la atracción—incluyendo: la gravitación, cohesión y afinidad química.)

Plano mental: Comprende esas cosas de formas viviente, conocidas por nosotros en la cotidianidad y que son invisibles a los 5 sentidos ordinarios del ser. (Está dividido en suplantes, respectivamente, según el nivel de desarrollo de la inteligencia. Incluidos, los sentimientos y el pensamiento.)

Plano espiritual: Está relacionado con las divinidades invisibles, el poder viviente, fuerza animada, esencia interna, esencia de la vida, principio animador, el todo o la totalidad o el espíritu.

Prejuicio: Actitud, creencia u opinión que no se basa en una información o experiencia suficiente como para alcanzar una conclusión rotunda. Literalmente se define como un "juicio previo."

Punto G: También llamado punto Grafenburg, es una pequeña zona de la pared anterior de la vagina que puede producir el orgasmo al ser estimulada de forma apropiada. Sin embargo, no todas las mujeres poseen esta sensible zona. La respuesta del punto G consiste en una aguda sensibilidad erótica que acaba en un orgasmo acompañado, en algunas mujeres, de lo que parece una eyaculación. Las mujeres a las que les ocurre informan que de cada cinco orgasmos del punto G, sólo uno puede incluir eyaculación.

Reconocimiento: Capacidad para identificar un cierto número de elementos de un conjunto aprendido anteriormente.

Recuerdo: Reproducción de algo vivido o aprendido anteriormente.

Reflejo: Respuesta orgánica espontánea y no aprendida.

Relajación: Estado de distensión muscular que se utiliza en terapia psiquiátrica para que el paciente quede en disposición de plantear abiertamente sus conflictos.

Represión: Mecanismo de defensa del ego que evita que los recuerdos, deseos e impulsos conflictivos se hagan conscientes.

Represión sexual: El conjunto de actitudes que tratan de impedir que la sexualidad se manifieste íntegra y libremente, con regulaciones legales o morales restrictivas rígidas.

Resistencia: Oposición inconsciente o quizá consciente a llevar al nivel de la conciencia experiencias, ideas, afectos, etc., pasados, que provocarían ansiedad.

Rol: En psicología social se considera que el rol es la personalidad pública de cada individuo, vale decir, el papel más o menos predecible que asume con el objeto de amoldarse a la sociedad de la que forma parte.

S

Sadismo: Orientación sexual o comportamiento donde el participante disfruta aplicando dolor físico y psicológico a su pareja.

Sadomasoquismo: Orientación sexual y/o comportamiento donde el disfrute del juego erótico se logra dando y recibiendo dolor físico y mental.

Semen: Fluido que eyacula el hombre. Está formado por esperma producido por los testículos y líquido seminal producido por las vesículas seminales y la próstata. El líquido seminal contiene sustancias químicas que ayudan a activar y proteger el esperma.

Sensación: Proceso por el cual los órganos de los sentidos convierten estímulos del mundo exterior en los datos elementales o materia prima de la experiencia.

Simbolización: Mecanismo de defensa por el que se usa una imagen mental o un pensamiento consciente como símbolo para disfrazar un pensamiento inconsciente que nos produce un estado de ansiedad.

Símbolo: Cualquier estímulo representativo de una idea o un objeto distinto de él.

Síntoma: Manifestación subjetiva de un estado patológico. Los síntomas son descritos por el individuo afecto más que observados por el examinador.

Sexo oral: Actividad sexual que involucra el contacto de la boca con los genitales o el ano de otra persona. El contacto puede incluir besar, lamer o succionar.

Sexo seguro: Cualquier actividad sexual entre dos personas con protección.

Transmutación: Cambiar una forma o sustancia en otra. La expresión "transmutación mental" se emplea generalmente en la literatura espiritual para definir el cambio de pensamientos negativos en positivos. En la Alquimia, es un término muy usado para denominar la transformación de metales bajos en oro.

Telepatía: Presunto poder de transmisión del pensamiento a distancia. Comunicación directa entre dos mentes. Objetivamente la telepatía es una coincidencia inexplicable por el azar, una percepción sensorial o un razonamiento consciente o inconsciente entre los comportamientos o los estados psicofisiológicos de dos individuos.

Testículos: Glándulas en forma de huevo situada bajo el pene y suspendida en una bolsa (escroto). Durante la pubertad comienzan a funcionar de dos maneras: producen células reproductoras masculinas (o esperma) y fabrican la hormona masculina testosterona, responsable del desarrollo de características sexuales secundarias como la voz más grave y el crecimiento de la barba. Para generar esperma con éxito, los testículos deben encontrarse a una temperatura ligeramente más baja que el resto del cuerpo.

U

Universo: Nuestro Universo es sólo uno de un número infinito de ellos. Un eslabón de la gran cadena cósmica.

Vibración: Tercer principio fundamental de la filosofía Hermética, según el cual "nada está en reposo absoluto pues todo se mueve y todo vibra."

Voluntad: La facultad psíquica que tiene el individuo para elegir entre realizar o no un determinado acto. Depende directamente del deseo y la intención de realizar un acto en concreto.

Y

Yo: Afirmación de conciencia del hombre como ser racional.

Yo individual: El Ego, Espíritu o Yo Superior, la entidad o chispa divina indestructible que reencarna o renace en vidas sucesivas en el plano material.

Yo personal, ego: El yo inferior o perecedero. Según Freud, es el "principio de realidad," es consciente y tiene la función de la comprobación de la realidad, así como la regulación y control de los deseos e impulsos provenientes del Ello. Su tarea es la autoconservación y utiliza todos los mecanismos psicológicos de defensa.

Yo superior: El supremo espíritu divino, el rayo inseparable del Yo universal; la corona de la tríada superior en el hombre.

Z

Zonas erógenas: Zonas más receptivas que otras. Las zonas erógenas más comunes son: los labios, los pezones, los genitales, la parte interior de los muslos, el lóbulo de las orejas, la nuca, las plantas y las puntas de los pies, las axilas, las muñecas, las costillas, la parte interior de las rodillas y la columna. Las nalgas son también una zona erógena, pero necesitan una estimulación más vigorosa.

Zen: (jap.). Proceso de meditación o contemplación. Resultados alcanzados en experiencias o estados de conciencia que están más allá de la percepción humana pero que resultan accesibles por la técnica de la meditación.

Bibliografía

Asín Cabrera, A. *Tantra:* Editorial Analecta. Calle Ramiro. La Sabiduría De Los Grandes Yoguis. Círculo De Lectores

Bataille, Georges. *El Erotismo,* 6ª edición, Barcelona, Tusquets, Benson, Herbert, 1992. Relajación *(The Relaxation Response).* Editorial Pomaire, 2001.

Bruno, F. J. *Diccionario de Términos Psicológicos Fundamentales.* (1997). Barcelona. Paidós Studio. 1987.

Clark R. *Revelando el Estado Ideal de la Consciencia. En la Cura Cósmica.* Ed. Record, 1993.

Dunne J. Lavon., Nutrition Search, Inc. John D. Kirschmann, Director. Nutrition Almanac, 1990.

Eliade, Mircea. *Yoga Inmortalidad y Libertad.* Editorial La Pléyade.

Fernández, Emilia y Mustieles, David. *Las Mentiras de la Sexualidad.* Ed. Feuerstein, Georg. *The Shambhala Encyclopedia of Yoga.* Shambala Publications Inc. 1998

Feuerstein, Georg. Inner Tradictions International. 1996.

Grof S. *O Espectro da Cosciencia. En Além do Cerebro.* São Paulo; McGraw Hill, 1988.

Guenon, René. *La Metafísica Oriental.* Ediciones De La Tradición Unánime. 1993.

Herrigel, Eugen. *Zen en el Arte del Tiro con Arco.* Editorial Kier. 1995.

Hoffman, Lola. *Orientaciones Psicoterapéuticas Basadas en Carl Gustav Jung.* Editorial La Puerta Abierta, Chile, 1997.

Howard S. Levy y Akira Ishihara. *Tao del Sexo,* Integral Publishing. Lower Lake, California, 1989.

Iam, Mabel. *Sex and the Perfect Lover: Tao, Tantra, and the Kama Sutra,* Publisher: Atria, Simon & Schuster Adult Publishing Group., NY, 2005.

Iam, Mabel. *El Amante Perfecto,* Publisher Atria, Simon & Schuster Adult Publishing Group. NY, 2005.

Iam, Mabel. *Sex and the Erotic Lover,* ST Paul, MN, 2005.

Iam, Mabel. *El Juego del Amor,* ST Paul, MN, 2005.

Iam, Mabel. *Ser Angelical,* Editorial Llewellyn, ST Paul, MN, 2005.

Iam, Mabel. *El Sueño del Amor.* Editorial Llewellyn, ST Paul, MN, 2004.

Iam, Mabel. *Qué Hay Detrás de tu Nombre.* Editorial Llewellyn, ST Paul, MN, 2002.

Iam, Mabel. *El Don de la Diosa,* Editorial Mega Libros, Buenos Aires, 2000.

Iam, Mabel. *Escrito para Vivir.* Corpo Solar, Buenos Aires, 1997.

Iam, Mabel. *Tocando el Cielo con las Manos.* Editorial Latinoamericana. Buenos Aires, 1999.

Iam, Mabel. *Tus Protectores y Guardianes de Cada Día.* Editorial Latinoamericana. Buenos Aires 1999, 2000.

Iam, Mabel. *Mano a Mano con tu Sabio Interior.* Editorial Latinoamericana. Buenos Aires, 1999.

Iam, Mabel. *Sanación con tus Ángeles.* Editorial Vinciguerra. Buenos Aires, 1995.

Iam, Mabel. *Guía con los Ángeles.* Corpo Solar. Buenos Aires, 2001.

Iam, Mabel. *Diccionario de Nombres con sus Ángeles.* Editorial Planeta, Buenos Aires, 1996.

Iam, Mabel. *El Vampirismo.* Editorial Planeta, Buenos Aires, 1997.

Iam, Mabel. *Cambia tu Destino.* Editorial Perfil. Buenos Aires, 1997.

Iam, Mabel. *Las Zonas Ocultas de tu Signo.* Editorial Perfil. Buenos Aires, 1999.

Iam, Mabel. *Manual de Conquista,* Corpo Solar. Buenos Aires, 2001.

Iam, Mabel. *Tao del Sexo y el Amor.* Editorial Planeta, Buenos Aires, 2000

Iam, Mabel. *Las Zonas Erógenas de tu Signo.* Editorial Perfil. Buenos Aires, 1998.

IESN–Instituto de Estudios de Salud Natural, *Propiedades Biológicas, Químicas y Energéticas de los Alimentos.* 2000.

Jung C. G, *Formaciones de lo Inconsciente.* Editorial Paidós, Buenos Aires. 1980.

Kaplan S., H. *El Sentido del Sexo* Ed. Grijalbo. Barcelona. 1981.

Lama, Yeshe, *Introducción al Tantra*. Editorial Drama, Berkeley, 1995.

Lightman, Alan, *Einstein's Dreams,* B&N. Book, NY, 1994.

Lysebeth, Andre Van. *Tantra, el Culto de lo Femenino.* Ediciones Urano.

Meishu Sama, *El Arte del Johrei.* Editorial: Lux Orines.

Mokichi Okada, *Luz de Oriente.* Editorial Lux Orines. Atami, Japón, 1967.

Mokichi Okada, *Foundations of Paradise.* Collected writings. Johrei Felloship .com. 1995.

Pearson, CS. *A Dança do Ego, do Self e da Alma. En O Despertar do Heroi Interior.* São Paulo; *Ed Pensamento,* 1992.

Ramacharaka, Yogi. *Ciencia Hindú Yogi de la Respiración.* Editorial Kier. 1998.

Riviere, Jean. *El Yoga Tántrico.* Editorial Kier. Buenos Aires. 1978.

Raynaud de la Ferriere, Serge. *Yug, Yoga, Yoguismo.* Editorial DianaSalzberg. 1993.

Shinyashiki RT, Bittencourt DE. *A Final o que é o Amor. Aprender a Amar. En Amar Pode Dar Certo.* São Paulo; Editorial Gente, 1991.

Satprakashananda, Swami. *La Meta y el Camino, Enfoque Vedántico de los Problemas de la Vida.* Editora Yug. 1995.

Sivananda, Swami. *Ciencia del Pranayama.* Editorial Kier. 1991.

Suzuki, Shunryu. *Mente Zen, Mente de Principiante.* Editorial Estaciones. 1997.

Tuñón, Julia. *El Álbum de la Mujer,* vol. III, El siglo XIX (1821–1880), México, Instituto Nacional de Antropología e Historia, 1991.

Veris. *A Comparison of Natural and Synthetic Vitamin E.* 2000.

Veris. *Carotenoids: What They Are and What They Do.* Online Fact.

Book. 2000. Weeks, Jeffrey. *El Malestar de la Sexualidad,* Madrid, Talasa. 1993.

Weeks, Jeffrey. *Sexuality,* 3 reimpresión, Londres, Routledge. 1991.